SHODENSHA
SHINSHO

これだけで病気にならない

——「顔と口の医学」

西原克成

まえがき

動物は植物と異なり、消化吸収から体の移動までを含む動くことに対応して六〇兆の細胞のそれぞれがもつ数千のミトコンドリア（細胞小器官のひとつ）を使い、体内に侵入して生命を脅かすエネルギーや寄生体や毒物に積極的に対処して生命力を発揮します。この生命力が免疫力です。したがって免疫力を脅かすものは、細胞内のミトコンドリアを脅かすものです。これには大きく分けて三つあります。

その第一は、ミトコンドリアの代謝に必須の物質の欠乏で、すべてのミネラル類、すべてのビタミン、ブドウ糖が解糖されたピルビン酸、必須アミノ酸、必須脂肪酸のどれかが完全に欠乏すると、ヒトは死ぬことすらあります。ビタミンB_1の完全欠乏で脚気《かっけ》心臓が起こり、心筋の機能が麻痺《まひ》して狂死しますが、これは明治時代のことで、現在では完全に克服されています。ビタミンCの完全欠乏では壊血病《かいけつびょう》が起こります。

第二は、体の内外から作用するエネルギーです。最もポピュラーなのが寒冷刺激と温熱刺激です。寒冷刺激は気候によるものだけでなく、今日ではアイスクリームやよく冷えたビールによって腸を冷やすことでミトコンドリアが障害を受けて免疫病が発症します。暑いだけで熱中症になって死ぬのも、熱によってミトコンドリアに非可逆的な変性が起こるためです。その他、地球の引力による重力作用で造血系が障害されますから、一日の三分の一は骨休めのための睡眠が必須です。

第三は、口や喉《のど》や腸（口も喉も腸管の一部です）に棲《す》んでいる常在菌です。これらの常在菌は、腸扁桃《ちょうへんとう》（腸管関連リンパ組織）であるパイエル板のM細胞から白血球内に取り込まれて体内をめぐるので、あちこちの組織に常在菌がばらまかれ、さまざまな器官の細胞に細胞内感染症が引き起こされるのです。つまり白血球がバイ菌の運び屋になってしまうのです。古くなった細胞のリモデリング（作り替え）には白血球が深く関与しています。リモデリング時には、白血球の細胞膜にあるMHC（主要組織適合抗原）がほころびた細胞を見分けて壊し、再利用できるものは再利用します。それで、細胞が分裂する際には、古くなってほころびた細胞内のバイ菌やウイルスを白血球がそっくり受け取って、それを全身にばらまくのだと考えられます。そのために、免疫病患者の白血球は「攻撃的白血球」といわれるように常に汚染されていて、病気が治りにくいのです。

ここまでわかれば、免疫力を高める生活は自ずと明らかです。ミトコンドリアを活き活きさせて、ミトコンドリアが分裂しやすくすることです。これがミトコンドリアを活性化させる免疫治療法です。

まず、すべての栄養をバランスよく摂《と》ることです。栄養バランスが崩れている場合には、欠乏している栄養をサプリメントで補います。次に、体、特に腸を冷やさないことです。ただし体温が四〇度を超すと脳や心臓が障害を受けるので要注意です。そして最も重要なのが、口呼吸をしないこと、しゃべりすぎないことで、睡眠中も含めて常に鼻呼吸を励行します。また、充分に咀嚼《そしゃく》し、一日の三分の一は骨休めをします。腸を温め、口と喉と眼と鼻と耳、皮膚、膣を常に清潔に保ちます。これらのことを守れば健康を保つことができます。

従来の医学では質量のある物質にしか着目しなかったので、欠乏した栄養素と病原菌だけを探していたのです。今日多くの人が困っている「わけのわからない免疫病」の発症が、実は自分の腸の常在菌の細胞内感染症によって起こる疾病であり、細胞内のミトコンドリアの障害による細胞の生命力の低下、すなわち免疫力の低下によって引き起こされていることを筆者は突き止めました。

冷たい飲み物のような寒冷エネルギー、口呼吸、骨休め不足などにより細胞内感染が起こり、全身の細胞がランダムにダメージを受けて細胞呼吸のエネルギー代謝が阻害されて起こるのが「わけのわからない免疫病」だったのです。したがって、体のどの器官の細胞にも細胞内感染を起こさないようにすることが、とりもなおさず免疫力を高めることになるのです。

わけのわからない免疫病を治療するには、次の五つの生活習慣を身につけて免疫力を高めることが必須です。

①口呼吸を鼻呼吸に改めて、横隔膜呼吸を習得する
②片側噛《か》みの癖《くせ》を矯正し、一口を三〇回以上咀嚼する
③食生活を正し、腸内細菌を常に善玉菌に保つ
④寝相の癖を矯正し、上向き寝で充分な睡眠をとって骨休めをする
⑤冷たいもの中毒を脱して体温を上げる

免疫病の本質が究明されると、栄養失調、外傷（けがや火傷《やけど》）、毒物、アナフィラキシー以外のほとんどすべての病気が、横向き寝・片側噛み・口呼吸・冷たいもの中毒・骨休め不足で起こることが、因果の法理のもとに歴然としてきました。こんなことで鼻炎や中耳炎・内耳炎になり、心筋症になり、網膜症になって失明するのですから、感覚器官と気道である外鼻と摂食器である顎口腔《がくこうくう》が集中している顔を、「顔と口の医学」として統合することができるのです。

すべての病気は口から始まります。つまり、口呼吸と嚙まない食べ方（丸呑み）と冷たいもの中毒に始まり、すべての病気は顔に現われます。顔色は内臓腸管系の細胞呼吸の状態を表わし、表情は心と精神を表わします。免疫病の原因がわかれば治療法は簡単にわかります。眼の病気も耳の病気も鼻の病気も、皮膚病も関節炎も、膵臓炎《すいぞうえん》も糖尿病も、手遅れになっていない限り治し方はすべて同じです。

＊免疫学・解剖学・系統発生学などの主な専門用語については、初出時に簡単な説明をするとともに、巻末の「用語解説」でも説明しています。

＊もくじ＊

第2章　進化からみたヒトの顔と口　

序章

忘れられていた「顔と口の医学」

「顔と口の医学」を目指して

筆者は大学で歯科医学を専攻しましたが、そこでは専門課程で基礎医学の授業があっただけで、病気の原因を探って治療するための全身にわたる臨床医学についての授業はほとんどなく、口腔関連の臨床医学についての授業しかありませんでした。これは現在の歯科教育でも変わっていないようです。

これでは、「顔とは何か?」「口とは何か?」「歯とは何か?」ひいては「人間とは何か?」「生命とは何か?」といった基本的な疑問を究明することはできません。したがって、歯科学を学んだだけでは、たとえば次のような問題を解明することはできません。

- なぜ乳歯や永久歯が萌出するのか
- なぜ歯がグラグラ揺れるようになるのか
- なぜ年齢が進むにつれて歯並びが崩れるのか
- なぜ睡眠時の姿勢の癖が劇症性の（進行が早く症状の激しい）歯周病を引き起こすのか
- なぜ顎《あご》や顔の形は歳とともに歪んでくるのか
- なぜ体の使い方の偏《かたよ》りで顎関節症《がくかんせつしょう》や脊椎の側彎《そくわん》が生じるのか
- なぜ嚙めないと病気になるのか

●なぜ鼻ではなく口で呼吸をすると病気になるのか

幸いにも筆者は、解剖学の三木成夫《みきしげお》先生（一九二五〜八七年）の系統発生学と比較形態学の講義によって「生命とは何か？」を研究する手法を学ぶことができました。そこで、三木先生の母校である東京大学の大学院に進んで「口腔外科学」を専攻し、全診療科にわたる臨床医学を一年間みっちり学びました。

口腔科の基幹となる基礎医学は形態学（解剖学）ですが、エネルギーの視点が欠落している今日の形態学では生命の謎は解けそうになかったので、生化学教室の山川民夫《やまかわたみお》教授のもとで研究を始めました。しかし、まもなく東大医学部から大学紛争が勃発して大混乱に陥ったこともあり、決定していた「癌《がん》細胞膜の脂質の分析」という研究テーマを「細胞小器官ミトコンドリア（糸粒体《しりゅうたい》）の形態ならびに器官形成に関する分子生物学的研究」という、当時の最先端のテーマに変更して研究を進めました。

ミトコンドリアとは、約一八億年前に動植物のもととなる大型細胞の細胞質（細胞のうち核以外の部分）に寄生した一種の細菌で、細胞小器官の一つとして、独自の遺伝子核酸（DNA・RNA）をもち、細胞呼吸に関与する酵素や生物のエネルギー源となるATP（アデノシン三リン酸）を産生しながら細胞内に共生しています（47頁の図1・1参照）。ミトコンドリアこそが、動物細胞の生命活動に最も重要な働きをもつ細胞内生命体なのです。この研究をまとめて学位論文としました。

それから四〇年後、この成果は筆者の生命科学研究において大きな力となり、「脊椎動物の三つの謎」を究明することができました（216〜217頁のコラム参照）。まず、三つの謎の一つの「進化はなぜ起こるのか」という進化の原因子を究明することができました。次に、これまでわけのわからなかった「免疫病発症」のメカニズムを解明することができました。そして、六〇兆個の細胞からなる哺乳動物が、あたかも一つの細胞で生きている原生動物のように、多様な細胞や組織・器官をいかにして互いに協同させて一つのまとまった行動をとることができるのかという、発現機序を明らかにすることができました。

大学院を修了して臨床に戻ってからは、細胞呼吸や遺伝子の機能という分子生物学の成果と口腔科の臨床医学を結びつけることを考え、口腔を中心とする全身の病気を診察することに専念しました。その間、並行して人工骨髄造血器官と人工歯根を開発するための研究も続けました（人工歯根については第4章で述べます）。

ミトコンドリアの研究と人工器官の研究とを統合することで脊椎動物の三つの謎が究明されると、動物の特徴である動くことで生じる力学エネルギーによって細胞の遺伝子発現の引き金が引かれ、骨芽《こつが》細胞や骨髄造血細胞や線維芽《せんいが》細胞が誘導されることが明らかになりました。これにより、口の使い方の習癖《しゅうへき》で生じる筋肉の力や自重で顔や歯型や背骨が変形する原因が、重力を主体とする力学エネルギーにあることに気づいたのです。習癖には口の使い方のみならず、寝相や頬杖《ほおづえ》、吹奏楽器の演奏、スポーツの姿勢までもが含まれるので、「口腔とその周辺の習癖」と名づけました。

さらには、これらの習癖群が容姿容貌の生理的な変形症（形態が普通とは違う症状）の原因となることが明らかになりました。そして、この変形症が自己免疫疾患と呼ばれている「わけのわからない免疫病」と切っても切れない関係にあることがしだいに明らかになってきました。つまり、機能というエネルギーの偏りで体に変形が起こり、同時に細胞の形にさえ現われにくい機能性疾患である免疫病が起こることが明らかになったのです。

ここで、漸《よう》くにして眼や鼻や耳、皮膚や歯、胃腸や肺のような臓器別に細分されていた医学を統合して、「顔と口の医学」を確立することができたのです。

口腔とその周辺の習癖が病気をつくる

二十世紀の医学は、病気を奇形・外傷・炎症・感染症・嚢胞《のうほう》・腫瘍《しゅよう》・その他に分類していました。これはドイツの医学者フィルヒョー（一八二一～一九〇二年）の「病気は細胞の変性によって起こる」とする細胞病理学にもとづくものであり、すべて病理組織検査によって診断をつけるのです。その典型がアメリカ式の臓器別医学です。病理組織検査をすれば病変が炎症か感染症か良性腫瘍か悪性腫瘍（癌）かなどは見分けることができますが、糖尿病や変形症などは簡単には診断がつかないので、「その他」に分類されていたのです。

病理組織学に基礎をおく疾患を「器質性の疾患」（器官や組織・細胞に変化が現われる疾患）といいます。今日、器質性の疾患はＣＴ（コンピュータ断層撮影）やＭＲＩ（磁気共鳴画像）などの高度な診断機器によって初期段階で病変を把握することができます。これに対して、体の使い方の偏りや誤りによる疾患を「機能性の疾患」といい、ＣＴやＭＲＩで検査しても画像で病変を把握することはできません。その代表が、細胞内の小器官の一つであるミトコンドリアが機能しなくなったことによって引き起こされる免疫病です。

臨床歯科・口腔科で多く出会う機能性の疾患は、力学エネルギーが原因で発症します。たとえば、片側噛みや頬杖、横向き寝やうつ伏せ寝では、頭の重さによって歯に側方から力が加わります。その力は、歯列矯正で用いられる力の一〇～二〇倍に及びます。これによって歯が移動したり揺れるようになったりして顎が変形し、やがて顎の関節が痛みだし、顔や顎、歯並びが歪《ゆが》んできます。

片側嚙みや横向き寝などの習癖をもっている人のほとんどが、口呼吸の癖もあわせもっています。その結果、きちんと閉じられていない唇、左右対称でない歪んだ唇、タラコ唇、出っ歯、そっ歯、あるいは口元に締まりがないなど、唇とその周辺が変形し、アレルギー性鼻炎（花粉症）やアトピー性皮膚炎、関節痛、喘息《ぜんそく》、糖尿病、蕁麻疹《じんましん》などの免疫病にかかるケースが多発します。

体の使い方の偏りや誤りが長年続くと、顔や体が歪む「変形症」になり、やがて代謝がうまくいかなくなって免疫病になるのです。ところが、従来の医学では、体の使い方の偏りや誤りによって病気が引き起こされるという概念がありませんでした。しかしこれらの病気は、生体力学を導入した鼻呼吸治療法つまり、ミトコンドリアを活性化させる免疫治療法によって、きわめて容易かつ有効に予防することも治すこともできるのです。

では、口と鼻の使い方の誤りによる症例を紹介しましょう。

症例――一三年間失明していた男性が光を取り戻した

一三年前に失明して都内の大学病院の眼科に通院していた四三歳の男性が、筆者の『健康は「呼吸」で決まる』（実業之日本社）を音声変換で聴いて来院しました。顔にアトピー性皮膚炎が見られる典型的な「口呼吸」の顔でした。「発病前、アトピーがあるのに激しいスポーツをしていましたね」と聞くと、「アメリカンフットボールとラグビーをしていましたが、それをやめて三年目に失明しました」といいます。これで、無茶をしてアトピーが網膜に生じたことがすぐにわかりました。

皮膚と脳、神経、眼、耳（聴覚）はすべて同じ外胚葉《がいはいよう》でできているので、アトピーは脳にも眼にも簡単に生じます。そしてアトピーは、口呼吸や冷たいもの中毒のせいで喉や腸の常在菌が白血球に取り込まれて血液感染する結果生じるのです。したがって、これらを正してアトピーを治せば、網膜症も治ります。つまり、病気の機序がわかれば法則性をもって治すことができるのです。

この患者さんにも、口呼吸を鼻呼吸に正し、よく嚙んで食事をし、腸を温め、睡眠時間を八～九時間に延ばすように指導しました。このように簡単なことで、この患者さんのアトピー性皮膚炎は一カ月で治り、眼も二、三カ月後にうっすらと色までわかるほどに回復しました。常在菌は眼から血液感染するのではないので、眼科で眼だけ診《み》てもらっても治らなかったのです。

このように考えると、糖尿病は口呼吸でバイ菌を抱え込んだ白血球が膵臓にアトピーを引き起こし、膵臓のランゲルハンス島細胞のミトコンドリアがインスリンを産生できなくなって生じるものであることがわかります。ひどくなると、このバイ菌を抱えた白血球が網膜症を引き起こします。したがって、糖尿病も網膜症も同じ方法で同時に治すことができるのです。

症例―アレルギー性鼻炎と血小板減少症が二カ月で改善

この患者さんは三〇歳の主婦で、アレルギー性鼻炎（花粉症）のほか、顎関節の痛みを訴えていました。血小板減少症で、正常値は一四万〜四四万／μℓなのに対して、二〇〇〇／μℓまでに減少してステロイド療法を受けているとのことでした。その他、脾臓の摘出手術を受けていましたし、一〇歳の頃に口蓋扁桃《こうがいへんとう》の手術も受けていました。また、冷たい水を好み、毎日たくさん飲んでいることもわかりました。

初診のときに彼女の顔を見ると、口呼吸・横向き寝・片側噛みの習癖のあることがわかりました。右の片側噛みで右頬がやや縮小し、下唇が厚いという典型的な「口呼吸病」を呈していたのです。また、口の開閉時に左顎関節が前方に移動する、顎関節のゆるみが認められました。

そこで、鼻呼吸の習得、片側噛みを矯正するためのガム療法、上向きで寝る正しい睡眠姿勢の習得、睡眠時の口呼吸を防ぐための紙テープによる唇の閉鎖を指導するとともに、飲食物はすべて四二度以上に温めて口にするように指導しました。また、ステロイド療法によって血小板数が一六万／μℓになっていたので、現在の睡眠時間を八〜九時間に増やすように指導しました。

一カ月後の再診時には、顎の痛みはガム療法と口呼吸を鼻呼吸に改めただけですぐによくなったとのことでした。アレルギー性鼻炎も、鼻の強制使用で著しく改善していました。また、ステロイドの服用をやめたいというので、ステロイドは少しずつ減らすように指導しました。そうすることで、彼女自身の副腎によるステロイドホルモンの分泌が増えるようにする必要があるからです。

その後も九時間睡眠を維持したところ、二カ月で血小板数は三六万／μℓまで増加しました。

彼女には六歳の娘さんがおり、その子もやはり口呼吸によって口蓋扁桃が赤く腫《は》れていました。そこで、母親と同時に治療して口呼吸を鼻呼吸に矯正したところ、締まりのない顔がすっきり引き締まり、口蓋扁桃の腫れが縮小して著しい改善が見られました。

母親が子どもの頃に手術を受けた再発性の扁桃炎も、真の原因は口呼吸だったのです。血小板減少症も、実は口呼吸を原因とするバイ菌を抱えた白血球の血液感染によって引き起こされたものなのです。骨髄造血巣にアトピーが生じたと考えればわかりやすいでしょう。

骨髄造血を再活性化させるには、鼻呼吸を徹底し、冷たいもの中毒を改め、充分に骨休めをすればよいのです。骨髄細胞内のミトコンドリアが活発になって血液細胞をつくり、血小板もたくさんつくるのです。

◇口腔科と歯科と「口中医」◇

現在の医学では、生命の要である「口の医学」という概念がすっぽり抜けています。しかし、かつてはヨーロッパでも中国でも日本でも、「すべての疾患は口から始まる」として、口の医学つまり「口腔科」が最重要視されていました。医学の祖といわれる古代ギリシアのヒポクラテスは「口の医学」について言及しています。19世紀半ばのヨーロッパでは、18世紀のフランスの医師フォーシャールの流れをくむ「ストマトロジー」(口腔科)が体系立てられ、「医者のなかの医者」といわれていました。

日本では、平安時代に唐から医療制度を導入したときに「口中医」つまり「口の医学」の専門家を置いて以来、口中医は朝廷や幕府の侍医として活躍してきました。中国でも日本での口中医は「上医」といわれました。上医とは「国を癒《いや》す医師」という意味です。

明治維新政府も口中医の伝統を継承して制度化したのですが、当時(明治7、8年頃)在日していたアメリカ人歯科医師のエリオットとイーストレーキによる「外圧」によって「歯科」が導入されました。

ご存知のように、現在も歯科医師国家試験と医師国家試験は別々に行なわれていますが、明治8年に医術開業試験(現在の医師国家試験)が始まったときには口中医も歯科も含まれていました。しかし、明治18年にアメリカにならって歯科を分離して今日に至っています。

第1章
免疫システムと免疫病

「顔と口の医学」という新しい考え方のもとで、免疫システムとは何かをひとことでいうと、六〇兆個の細胞でできているヒトの成体の、個々の細胞のもつ新陳代謝（リモデリング）のシステムのことです。したがって免疫力とは、毎日一兆個の細胞が新しく生まれ変わる生命力のことです。

生命個体は、休む暇もなく降り注ぐ太陽エネルギーと地球や月の引力エネルギーの流れのなかで、呼吸と、食物からの栄養摂取と、骨休めの睡眠と休養によって、体で生命エネルギーの渦《うず》をめぐらすことで生きています。これを支えているのが、六〇兆個の細胞の生命力です。細胞の生命力とは、老化して力を失っていく細胞を再生する新陳代謝力です。そして、さらにこれを支えているのが、細胞内に共生しているミトコンドリア（糸粒体《しりゅうたい》）なのです。

ミトコンドリアは、一八億年前に真核生物に棲みついて共生している原核生物の細菌の一種です。したがって免疫システムとは、全細胞内のミトコンドリアを統御するシステムのことです。では、六〇兆個もある細胞の一つ一つのなかに一〇〇〇～三〇〇〇も存在するミトコンドリアの働きを直接統御しているものは何でしょうか。

ミトコンドリアは、酸素を使って栄養を燃焼する細胞呼吸（内呼吸）によって、エネルギー物質であるアデノシン三リン酸（ATP）を産生するとともに、特定の細胞の特定の機能を担当し、情報伝達物質のサイトカインを産生します。ミトコンドリアの働きを統御しているのは、血液を介して行なわれる統御システムであるホルモンです。これが生理学者セリエの唱えた有名なストレス学説の脳下垂体・副腎ホルモン系の細胞呼吸制御システムです。

系統発生的にみると、脳下垂体も腎・副腎も生殖系も、ともに鰓腸《さいちょう》（エラ呼吸用の内臓器官）による呼吸システムの中心的な存在であり、扁桃リンパ輪と腸扁桃のパイエル板（小腸にある免疫器官）とは切っても切れない関係にあります。

扁桃リンパ輪はドイツの医学者のワルダイエルが発見したもので、サメなどの原始脊椎動物の鰓腺《さいせん》（エラにある血球発生器のことで筆者の造語）が変化した、白血球造血巣です。扁桃リンパ輪は、空気の通り道である鼻と食べ物の通り道である口の奥を輪のようにぐるりと囲んでいる五種類の扁桃（つまり白血球造血器）であり、本来の役割は、空気の汚れと食べ物のバイ菌を浄化するとともに、全身に情報をめぐらせるシステムでもあるのです（128頁の図3・8、129頁の図3・9参照）。

一方の腸扁桃は、腸管と脳下垂体・副腎とを結ぶ窓口です。何の窓口かというと、バイ菌と抗原性を有する物質の侵入窓口です。細菌、マイコプラズマ（病原体の一種）、ウイルス、抗原（タンパク質や花粉など）や毒物がM細胞（病原菌やウイルスなどの微生物と抗原タンパク質を取り込む働きをする細胞）によって白血球内に取り込まれ、白血球がこれらの寄生体やタンパク質、つまり質量のある物質の情報を全身の細胞に知らせるのです。

細菌やウイルスの侵入情報は白血球によって、ミトコンドリアをもつすべての細胞に伝えられます。白血球がバイ菌をばらまくので、いたるところに細胞内感染が生じます。脳下垂体・副腎の細胞にも、最初の段階で扁桃リンパ輪からバイ菌情報が伝えられ、これらの細胞にバイ菌の細胞内感染を生じます。すると多くの場合、脳下垂体の副腎皮質ホルモンを分泌するホルモン（アドレノコルチコトロピックホルモン）と副腎のミネラルコルチコイドとグルココルチコイドが涸《か》れて、それらの分泌が抑制されます。

脳下垂体・副腎系は、エネルギーの影響を直接受けます。つまり、寒冷エネルギー、温熱エネルギー、気圧、湿度、放射線、光、超音波などの影響を直接受けて、全身の細胞内のミトコンドリアの働きが活性化されたり阻害されたりするのです。

免疫力が細胞の新陳代謝力、生命力に支えられていることが明らかになれば、呼吸と、ミネラルやビタミンその他の栄養を供給する食事と、心臓による血液循環と、三七度の体温と、ミトコンドリアの分裂に必須の休養と睡眠がいかに重要かは明らかです。

１　免疫学を混乱させた「自己・非自己の免疫論」

免疫には先天免疫と後天免疫がある

一般の人びとに「免疫」という言葉が普及したのは、ＨＩＶ（ヒト免疫不全ウイルス）による後天性免疫不全症候群（エイズ）が世界的な問題になった一九八〇年代でしょう。免疫とは、「疫病（流行病）」から「免《まぬか》れる」こと、つまり一度かかった病気には二度とかからないということです。ヒトをはじめとする脊椎動物には、この免疫が備わっています。

人類が初めて免疫に気づいたのは、十八世紀末のイギリスの外科医ジェンナーによる有名な天然痘ワクチンの発見でした。その後、細菌学が発達しました。パスツール、コッホ、北《きた》里柴三郎《さとしばさぶろう》らが多くの病原菌や病原スピロヘータを発見し、ワクチンや抗血清、抗毒素が開発されて抗血清療法が行なわれたので、三〇年ほど前までは血清学といわれていました。したがって、免疫学と呼ばれるようになったのは比較的最近のことです。

その後の免疫学の研究によって、細菌やウイルスに一度感染すると、それらは体から抜けることなく体内に潜んでいて、二度目以降の感染では症状が重くならないことがわかりました。細菌やウイルスが体内で共存し、一生涯にわたって抗体《こうたい》をつくり続けるからです。これを「後天免疫」といいます。このような免疫作用がみられる細菌は結核菌などの限られたものだけで、ほかはウイルス性のものです。しかし細菌でもウイルスでも、完治すると完璧に抗体が消失してしまい、再感染するケースがあることが、最近明らかになってきました。

しかし今日の免疫学は、フランスの女性免疫学者ル・ドワランが基礎を築いた「自己・非自己の免疫論」が主流です。つまり、自分自身と同じ組織（自己）と、自分とは異質の組織（非自己）を生体自身の細胞（リンパ球）が判断する、という前提で成立している移植の免疫学です。これは「先天免疫」です。

高等動物の胎児には「免疫寛容」がある

ル・ドワランは、胎生期（卵の中の胎児）のウズラとニワトリの神経堤《しんけいてい》（神経冠ともいわれ、脊椎動物の発生初期に生じる神経細胞）を交換移植し、ウズラの翼をもつキメラのヒヨコを孵化《ふか》させることに成功しました。ところが、ヒヨコが成長して胸腺《きょうせん》（リンパ球を成熟させ、免疫機能をもつ胸腺リンパ球を血液中に送り出す器官）が発達してくると、ウズラの細胞は白血球に攻撃されて破壊され、結局ヒヨコは死んでしまいます。しかし、この実験でウズラの胸腺も一緒に移植しておくとヒヨコは死なず、ウズラの翼をもったニワトリに成長しました。このことから、胸腺をもっている動物は胸腺によって白血球が細胞の自己・非自己を認識する教育を受けて非自己を攻撃する、と結論づけたわけです。

もともと高等動物の胎児は「免疫寛容」になっていることが知られていました。個体発生の初期段階は、系統発生の初期の原始脊椎動物に相当しますが、エンブリオ期（ヒトの場合で受精から三八日まで）かその後のフィータス期かにかかわらず、胎児が重力作用を受ける前の状態であれば、胎児組織を大人の体に移植することは可能なのです。これが、胎児の免疫寛容といわれるものです。

したがって、ル・ドワランの実験は間違っているわけではありませんが、自然界では起こりえない現象です。いわば移植免疫、つまり組織免疫に限られる特殊なケースです。免疫病は自然に発生する病気なので、自然界では起こりえない実験にもとづいた現象で自然界の免疫病を説明することは、サイエンスとして意味がないのです。

免疫寛容を検証する実験

ヘッケル（一八三四～一九一九年）の「生命体の個体発生は、顔面・頭部の形において系統発生を繰り返す」という「生物発生原則」（一八六六年）にならって考えると、発生の過程における形態変化の繰り返しが起きているのと同様に、機能の変化にも繰り返しが起きているはずです。ヒトの三四日目の胎児の顔はサメの成体の顔と同じ形をしているので（91頁の図2・5参照）、サメ自体も免疫寛容のはずです。そこで筆者は、サメが免疫寛容ならばその組織を哺乳動物に移植しても受け入れられるはずだと考えました。そして、自己・非自己の免疫学者のいう「胸腺（鰓腺）を有する原始脊椎動物のサメと円口類《えんこうるい》の白血球は自己・非自己を見分けることができる」という説に真っ向から異を唱える移植実験を行ないました。

筆者の考え方が正しいことを検証するために、予備的な実験から始めました。まず、抗原《こうげん》性のあるコラーゲンを、高圧・低温（四〇度）下で水とともに骨の主成分であるヒドロキシアパタイト（水酸化燐灰石《りんかいせき》）に複合したものをつくりました。本物の骨がつくられるのと同じことをしたのです。こうすることで、鉱物質のアパタイトの中にコラーゲンが埋め込まれて少しずつ溶けていくので、反応を詳しく観察できるのです。

このコラーゲン入りのヒドロキシアパタイトをイヌとサメに移植し、数カ月後に取り出して標本をつくって観察しました。すると、イヌに移植したものには、癌細胞に似た異型細胞の発生が見られました。また、腸管の粘膜上皮で行なわれるような消化吸収の所見も観察されました。ところがサメには、無機質のヒドロキシアパタイトとまったく反応の異ならない造血組織ができており、遠隔部に硬骨の誘導が認められました。サメの場合はまったく抗原性のないアパタイトへの反応と変わるところがないということは、抗原性のあるものを移植しても反応しなかったということを意味し、免疫寛容の状態にあるということです。

これをはっきりさせるために、同種・異種のサメの間で皮膚の交換移植をしました。そして同種・異種とも成功し、ドチザメとネコザメのキメラの楯鱗《じゅんりん》（皮膚のウロコ）が標本で得られました。次に、サメの皮膚にゼノパス（アフリカツメガエル）の皮膚を移植しました。これによって、ゼノパスとネコザメのキメラの楯鱗を発生させることに成功しました。ゼノパスには皮歯《ひし》（皮膚全面に生えている小歯で、進化して鱗《うろこ》や毛になる）がないとはいえ、遺伝子だけはあるのでキメラの皮歯ができますが、萌出することはできません。

さらに、サメのあらゆる組織を哺乳動物のラット、マウス、イヌの当該部位に移植しました。皮膚、筋肉、骨、軟骨から、脳、神経線維、角膜、腸まで全部移植して、すべて生着しました。これによって免疫寛容を検証することができたわけです。イヌには主要組織適合抗原（MHC：Major Histocompatibility Antigen Complex）があるので、高等動物の組織をイヌに移植すれば拒絶されます。ところがサメの組織は、ラットやイヌに移植しても拒絶されないのです。その一方で、サメにＭＨＣの遺伝子があることはすでに証明されています。

これで免疫寛容の謎が初めて解明されたのです。つまり、サメはＭＨＣの遺伝子をもっているが発現していないので、ＭＨＣのタンパク質が白血球の細胞膜に存在しないのです。

重力が免疫システムの引き金を引いた

このＭＨＣの遺伝子が発現するための引き金を引くのが、原始脊椎動物のサメが上陸して水を求めてのたうち回り、その結果上昇した血圧によって高まる流動電位なのです。胎児が破水して生まれ落ちたときに、重力が作用して血圧が上昇することをきっかけに遺伝子発現のスイッチが入り、胎児のすべてのタンパク質がＭＨＣをもつ成人型のタンパク質に変わるのです。こうして免疫システムが哺乳動物の誕生を機にスタートしたことを明らかにすることができました。

これは、第2章で述べる脊椎動物の上陸劇によって起きた進化の第二革命と同じ現象です。上陸劇によって重力作用が六倍になり、生息空間は保温性の高い水中から保温性の低い空気中に変わりました。この環境の劇的変化に伴って動物たちの生活は激変し、これに対応して生き抜くときに進化したのです。

2　免疫システムの実態は細胞のリモデリング

造血器官こそが免疫器官である

結論を先にいうと、免疫系とは白血球や赤血球をはじめとする血液の細胞レベルの消化・吸収、同化・異化（分解）に続く新陳代謝、つまりリモデリング（作り替え）のことです。従来、免疫の働きは器官を特定できない臓器不明のシステムとされてきました。しかし、このようにきちんと考えていけば、免疫器官は造血器官であることがわかります。これには、腸管系のGALT（腸管関連リンパ組織）と骨髄造血系の二種類があります。

血液は、赤血球、白血球、血小板、血漿《けっしょう》で構成されています。白血球は核をもったアメーバー様の遊走細胞で、顆粒《かりゅうきゅう》球、単球、リンパ球などの種類があり、腸に付随する扁桃（白血球造血器）と骨髄腔とリンパ節でつくられます。

普通、細菌やウイルスや有害物質などは口から入ってきて、消化管つまり腸（口も肺も泌尿生殖器も、発生学的には腸の一部）から吸収されて体細胞に侵入してきます。これらは、傷ついたり虫に刺されたりした場合や、注射、輸血、あるいは組織や臓器の移植によって、直接生体内や組織内に侵入する場合もあります。

食べ物が、唾液《だえき》、胃液、膵液、胆汁《たんじゅう》、腸の消化液の作用で消化されて吸収されるように、口から入ってきた細菌やウイルス、発癌物質などの有害物質も、消化管から吸収されます。抗原となるタンパク質や細菌、ウイルス、有害物質などをパイエル板のM細胞でとらえて全身に運ぶのが白血球です。そして、腸の粘膜によって行なわれる消化されたアミノ酸や糖類や脂肪などの吸収作用のほとんどは、自動的に行なわれる一種の生体反応です。

肺まで吸い込まれた空気から、肺胞《はいほう》の表面にわずかに存在する組織液を介して酸素が吸収されます。一方、体内で発生した炭酸ガスとその他のガスは、主に肺を経由して排出されます。これらの気体の吸収、運搬、排出を担当しているのが、赤血球と血漿です。

腸で吸収された栄養と細菌や毒素、酒やタバコなどの有害物質は、血液中で白血球細胞による消化・吸収・細胞呼吸・代謝によって解毒され、同化・異化され、蓄積されたり排出されたりします。これを「細胞レベルの消化」といいます。細胞レベルの消化の結果、栄養物は分解されたり貯蔵されたりし、そのカスは老廃物として搬出されます。

これが生命活動の根源である新陳代謝です。「陳」は「旧《ふる》い」という意味で、「代謝」は「交代」という意味なので、新陳代謝とは「新旧物質の交代」のことです。これが細胞の作り替え（リモデリング）、つまり新陳代謝であり、エネルギー代謝とともに起こります。これこそが生命現象の本質なのです。遺伝現象は、世代間の個体丸ごとのリモデリングです。

細胞のリモデリングは睡眠中に行なわれる

次章で述べるように、発生学的にみると、ヒトの呼吸器官は原始脊椎動物のエラが進化したもので、肺は腸（鰓腸《さいちょう》）がもっていた呼吸機能が特殊化したものです。筆者が呼吸法の重要性を強調するのは、免疫の実態が細胞レベルの消化・呼吸・代謝であり、この組織呼吸を直接支えているのがエラや肺から取り入れる酸素と、腸から取り入れる栄養だからです。したがって、細胞レベルの消化を最も効率よく行なうのが腸管内の消化です。これを支えるのが、よく噛んで食べるという平凡なことなのです。そして、リモデリングは眠っているうちに進むのです。だから、眠ることと噛むことと呼吸が重要な意味をもってくるのです。

睡眠不足で疲れていたり、よく噛まないで食べたり、極度な空腹状態で急にたくさん食べたりすると、細菌やウイルスだけでなく、食べ物も細かく分解されないまま吸収されてしまいます。それでも白血球とリンパ球は、腸から吸収されたものを体中に運びます。これでは効率よく消化分解し、酸化してエネルギーに変換できないので、体細胞のリモデリングがうまくいきません。このような具合の悪い形で栄養が貯蔵されると、太ったり糖尿病になったりします。

代謝のことを英語でメタボリズムといいますから、今話題のメタボリックシンドロームとは、さまざまな代謝の障害された不調症状のことを指しています。しかし、すべての代謝はミトコンドリアのエネルギー代謝に依存しますから、この症候群は、結局ミトコンドリアの不調と同義ということができます。

吸収された栄養は、白血球と組織球（組織を遊走して細菌などを分解する白血球の仲間の細胞）という細胞によって代謝されるときに、もう一度消化を受けます。これが「細胞レベルの消化・呼吸・代謝」です。これまでの免疫学では、古くなった赤血球、白血球、組織球、筋肉組織、骨、軟骨などのリモデリングのことをいっさい考えていなかったのですが、実は免疫という複雑なシステムの根源は、細胞自身の新陳代謝（リモデリング）にあるのです。つまり、できたての白血球や組織球が、古くなった組織を見分けて消化・吸収し、再利用できるものを使うことこそが免疫システムなのです。その際、細菌や毒素、他人から移植された組織なども消化するのです。免疫システムの正体は、細胞レベルの消化・吸収、代謝、同化・異化、リモデリング、貯蔵・排出という一連の生命現象の本質をなす生体反応のことだったのです。したがって免疫力とは、自身の古くなった細胞と細菌・ウイルス・異種タンパク質などに対する細胞の消化力および細胞をリニューアルする力（再生力）ということになります。つまりは生命力と同じことなのです。

すべての物質は、時間の作用のほか、温度をはじめとするエネルギーの作用を受けて壊れていきます。これが老化（エイジング）です。老化によって、あちこちの組織の微細構造が崩れてきます。タンパク質は一定のアミノ酸が配列した鎖によってできていますが、古くなると鎖の一部がちぎれてしまい、アミノ酸配列が破壊されてしまいます。それで、生命を維持・成長・発展させるには、アミノ酸配列の破壊を感知し、それを消化して掃除しなければなりません。白血球、組織球の最も本質的な仕事は、この老化した細胞を掃除することにあるのです。

元気な白血球は癌細胞を破壊する

ヒトの成体をつくっている約六〇兆の細胞は、一日に約一兆個の割合でリモデリングしています。老化した細胞は細胞膜がほころびます。白血球は、そのほころびを感知して破壊します。白血球は、癌細胞のような異常な細胞ができた場合にも、それを感知します。このように老化して異常をきたした細胞や癌細胞を感知するのが、白血球の細胞膜上にある主要組織適合抗原（ＭＨＣ）という糖タンパク質です。

主要組織適合抗原という名称は、臓器移植をしたときに、その組織が宿主《しゆくしゆ》の細胞（白血球）の細胞膜の抗体と適合するかしないかを判断する主な抗原という意味で、移植の際に起こる拒絶反応の研究で注目されたことでつけられたものです。そして、ヒトのＭＨＣをヒト白血球抗原（HLA：Human Leukocyte Antigen）といいます。白血球が活き活きしていれば、たとえ癌細胞ができたとしても、白血球が癌細胞の細胞膜のほころびを見つけて壊してくれます。実際に、健康であっても成人では一晩に三〇〇〇もの癌細胞が生まれていますが、それでも癌にならないのは、白血球がそれらを壊しているからです。

ＭＨＣをもっているのは、脊椎動物の進化の第二革命である上陸劇を果たした高等動物だけです。したがって、ＭＨＣをもっていない単細胞の細菌やウイルス、原虫や寄生虫のほとんどは、高等動物に寄生できるのです。

ＭＨＣは移植免疫で発見されたので、自己・非自己を見分けるためのものだと思われていますが、実は、この見分けがＭＨＣのメインの仕事ではありません。白血球が自己・非自己を見分けるのはあくまでもついでの仕事です。ＭＨＣの本来の仕事は、細胞膜のほころびによって老化した細胞を見分けることなのです。

白血球は、老化した細胞を見つけると細胞膜を破って消化し、老廃物と再利用できる物質とに分けます。再利用できる物質は、細胞のリニューアル（再生）に用いられます。老化した組織の細胞と接して未分化細胞が待機しており、これが次々に新しい細胞となります。

B細胞（抗原に対する抗体を産生するリンパ球）は、細菌、ウイルス、未消化のまま吸収されたタンパク質のほか、輸血や組織移植、臓器移植で入ってきた他人の細胞、さらには汚染物質や気道から入ってくるタンパク質（花粉、ダニの死骸など）にも自動的に反応し、異物と結合して白血球で消化・吸収しようとします。つまり同化しようとするわけです。同化の方法は実に多様で、その一つが「抗原抗体反応」です。もともとその個体の遺伝子にもとづいてつくられたタンパク質には働かず、本来存在するはずのない異種タンパク質（これを「抗原」という）が侵入してくると作動し、「抗体」と呼ばれる特殊なタンパク質をつくります。これが免疫タンパク質のIgA（イムノグロブリンA）、IgE、C反応性タンパクです。そして抗体と異物が結合し、侵入してきたすべての異物を抗体や白血球で取り囲んでしまい、抗原に悪さをさせないようにするわけです。

この反応によって、しばしば皮下組織に痒《かゆ》みのある湿疹（痒疹《ようしん》）が生じます。悪いものを食べるとすぐ皮膚に症状の出る蕁麻疹《じんましん》のことを考えるとわかるように、腸で白血球に吸収されたバイ菌がリンパ流から腸の門脈《もんみゃく》に入り、心臓に入り、全身の動脈へと流れて皮下組織にたどりつくと、多くの場合そこが白血球の消化の場となります。この消化がうまくいかず、その産生物の毒素で皮膚に反応が起こるのが、蕁麻疹ないしアトピー性皮膚炎です。

3　免疫力の鍵をにぎるのはミトコンドリア

骨休め不足・冷たいもの中毒などが免疫病をつくる

(1)病気は次の三つの原因によって生じます。

●栄養失調（ミネラル、ビタミンを含む各種栄養素と酸素の過不足）
●寒冷・温熱・電磁波・重力・超音波などのエネルギーの作用
●細胞内感染症による細胞の活力低下

たとえばビタミンB_1不足による脚気、熱射病や凍傷、細胞のウイルス感染などは、これら三つの原因によってミトコンドリアの働きが阻害されて生じる病気です。これらは、器官を構成している細胞の働き（機能）の変調によって生じる機能性の疾患であり、初期症状は共通しています。機能性の疾患は、器質性の疾患とは異なり、器官や組織・細胞に明瞭な変化は見られません。機能性の疾患で器官や組織・細胞に明らかな変化が見られるようになったら、もはや手遅れの段階です。これが難病といわれる「免疫病」です。免疫病は、生体に作用するエネルギーの不適と、細胞レベルの呼吸におけるミトコンドリアのエネルギー代謝の変調が原因で生じる疾患です。

(2)細胞内のミトコンドリアの働きを阻害する不適切な外部からのエネルギーには次のものがあります。

- 骨休めの不足（睡眠不足）による重力作用の過剰
- 手足などの皮膚や腸を冷やすこと（冷たい飲食物を好んで食す「冷たいもの中毒」）
- 太陽光線の不足や、不適当な気圧・湿度・超音波・放射線・電磁波の生体への作用

(3)ミトコンドリアのエネルギー代謝の変調は、次の五つの事項の複合作用が原因です。

- 一酸化炭素、シアン（青酸）、多量のアルコール、タバコ、玄米のアブシジン酸や大気汚染物質などの毒物の作用
- ビタミンや必須アミノ酸、必須脂肪酸、糖類、ミネラルの過不足
- 病原性のウイルスや細菌の感染症

●口呼吸や腸の冷やしすぎによって起こる腸内常在菌による細胞内感染症（つまり病原性のない細菌・ウイルス・クラミジアなどの微生物や原虫などによる不顕性つまりはっきりした病状を示さない感染症）

●前述した体外からの三つのエネルギー（重力・冷え・太陽光不足）の及ぼす作用

従来の医学では、免疫病をこのように明確にとらえることはできませんでした。重力などの質量のないエネルギーの生体への影響をまったく考慮していなかったからです。それで、原因の究明も明確な診断もできず、したがって治療の方法もわからなかったのです。

生命の源はミトコンドリアにあり

なぜ免疫病にかかるのかを探るには、生命の成り立ちから考える必要があります。それには、ミトコンドリアの働きを理解する必要があります。

序章で述べたように、ミトコンドリアは動植物の細胞質に存在する細胞小器官の一つで、一つの細胞の中にたくさんのミトコンドリアが存在します。動物の細胞小器官には、ゴルジ体、小胞体、リボゾームなどいろいろありますが（図1・1参照）、独自の遺伝物質とタンパク質の合成システムを備え、独立した生命体に酷似しているのはミトコンドリアだけです。

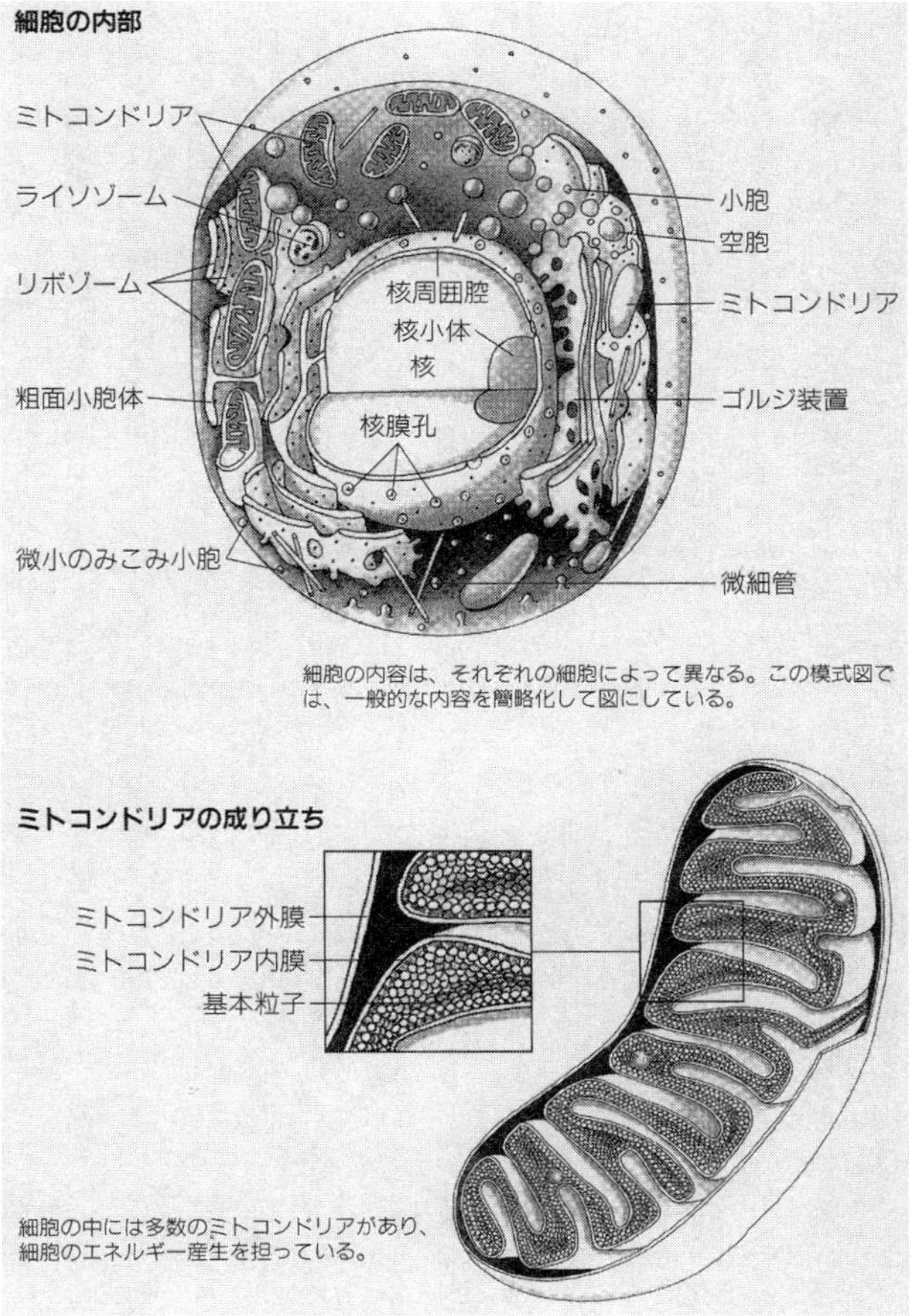
細胞の内部
ミトコンドリア
ライソゾーム
リボゾーム
粗面小胞体
微小のみこみ小胞
小胞
空胞
ミトコンドリア
ゴルジ装置
微細管
核周囲腔
核小体
核
核膜孔
細胞の内容は、それぞれの細胞によって異なる。この模式図では、一般的な内容を簡略化して図にしている。
ミトコンドリアの成り立ち
ミトコンドリア外膜
ミトコンドリア内膜
基本粒子
細胞の中には多数のミトコンドリアがあり、細胞のエネルギー産生を担っている。

図1・1　ミトコンドリア

ミトコンドリアは、一八億年ほど前に真核細胞の単細胞動物に寄生した好気性（増殖するときの環境として酸素を必要とする）のバクテリア（細菌）が共生したものだと考えられています。真核細胞とは膜で囲まれた核をもつ大型細胞のことをいい、ほとんどの動植物の細胞は真核細胞です。これに対して、細菌類やラン藻類の細胞のように核がはっきりしない小型細胞を原核細胞といいます。また、単細胞動物とは、一つの真核細胞で一個体を形成しているゾウリムシやアメーバーなどの原生動物をいいます。生物の特徴は、自由自在に寄生したり共生したりできることです。バクテリアに寄生するウイルスもおり、これがバクテリオファージです。ウイルスや細菌は多細胞動物の細胞内に棲みつきます。これが細胞内感染です。

単細胞動物の細胞内に共生したミトコンドリアは細胞呼吸を担当し、酸素を使ってエネルギーを産生します。このエネルギーが、アデノシン三リン酸（ＡＴＰ）というエネルギー物質として保存されます。生物が生存するには細胞のリモデリングによって老化を克服しなければなりませんが、それにはエネルギーが不可欠です。ミトコンドリアが共生する以前の細胞は、酸素なしでブドウ糖を分解してエネルギー物質を得ていたのです。しかし高等動物の体内での無酸素の解糖は、呼吸した場合のわずか五％しかエネルギー物質を産生できません。

単細胞動物に共生した少数のミトコンドリアは、進化の過程で多細胞動物の細胞にも受け継がれました。では、多細胞動物ではミトコンドリアはどうなったのでしょうか。多細胞動物の細胞内には核と多数のミトコンドリアが存在しますが、哺乳動物になるとミトコンドリアの数が飛躍的に増大します。これは細胞呼吸が原始脊椎動物の一〇〇〇倍くらいに増大するためと考えられます。しかし、成熟した赤血球ではミトコンドリアと核が排除されて、もぬけの殻となります。つまり細胞膜と細胞液（サイトプラスム）だけからなる細胞のゴーストになるのです。これは哺乳動物では細胞呼吸が極端に増大したために有核赤血球が抱える酸素量が増え、酸素の毒性でミトコンドリアと核が排除されたものと考えられます。

さまざまな臓器、骨格筋肉系、感覚器官系、心臓血管系、脳・神経系、皮膚皮下組織系、リンパ系、ホルモン腺などは、それぞれの器官や組織の細胞で形成されていますが、これらの細胞のすべては、それぞれ特有の形をしています。そして、これらの細胞の中に多様な形をしたミトコンドリアが共生しています。たとえば脳には、神経細胞に特有の形をしたミトコンドリアが共生しているのです。そして、それぞれに特殊分化した細胞の働きのすべてをミトコンドリアが担当し、その細胞に特有の物質を産生しています。脳では神経伝達物質のすべてを産生し、副腎皮質の細胞ではホルモンを産生し、骨芽細胞ではコラーゲン・軟骨・

アパタイト燐石灰を合成し、膵臓のランゲルハンス島の細胞ではインスリンを合成します。ミトコンドリアは細胞内で半独立したバクテリアのような生物なので、分裂して増えますが、核の遺伝子によってつくられるサイトカインや酵素によって制御されています。

ミトコンドリアは、細胞外から作用するエネルギーに敏感です。また、細胞内感染でウイルスや細菌が細胞内に寄生すると、これらのウイルスや細菌に酸素や栄養を横取りされてしまい、ミトコンドリアの働きが阻害されて細胞の働きも阻害されます。これが免疫病です。

過食症や拒食症も細胞感染で生じる

一般に、過呼吸症や過食症・拒食症などは神経性の病気とされていますが、筆者の見解では、これらは「内臓脳《ないぞうのう》」とも呼ばれる大脳辺縁系つまり内臓の働きを司《つかさど》る脳の障害による病気です。これらの病気は、腸の冷やしすぎで内臓にダメージが生じ、腸内細菌がパイエル板のM細胞から白血球内に取り込まれ、この汚染された白血球が血液脳脊髄関門を通過して神経細胞にバイ菌をばらまき、脳のニューロンの細胞内感染症、つまり脳症が引き起こされたものです。こうして内臓脳の細胞の感染によってミトコンドリアが障害された結果、呼吸・摂食という基本的な生命活動に支障が生じるのです。これが血液循環によって全身の細胞に所かまわず細胞内感染を引き起こす、免疫病発症の主要な機序の一つです。

脳の障害には、もう一つの発症機序があります。それは、「脳腸ホルモン」に関連するものです。脳には脳内ホルモンや脳内アミン、モノアミンと呼ばれる神経伝達物質が存在し、これによって精神活動が行なわれています。アドレナリン、ドーパミン、セロトニンなどがよく知られています。一般には、これらは脳にしか存在しないと思われていましたが、実は腸にも存在します。それで、脳腸ホルモンとも呼ばれるのです。脳は腸に由来するので、腸の神経を伝達するホルモンと、脳の神経を伝達するホルモンは同じなのです。

そのため、腸で何らかの重大な異常事態が発生すると腸ホルモンに乱れが生じ、それは即座に内臓脳である大脳辺縁系のミトコンドリアの障害を引き起こします。腸と脳が求心性自律神経でつながっているからです。つまり腸と内臓脳は神経で直接つながっていて、神経の軸索を通る物質の流れでむすばれているのです。これが脳内の神経全般に波及し、ほかのさまざまな症状がでるのです。これが、本書で「冷たいもの中毒」の弊害を繰り返し強調する理由です。

アイスクリームなどを大量に食べると、すぐに腸の内臓平滑筋が極端に冷えます。すると、ここに分布している太い内臓神経（副交感神経）を介して異常な神経伝達物質が即座に大脳辺縁系に伝わります。腸でこの神経伝達物質を分泌するのがミトコンドリアです。後述するように、ミトコンドリアの活動には温度依存性があるので、急激に冷やされると腸の筋肉細胞と神経細胞のミトコンドリアの代謝活動が阻害されます。ミトコンドリアは筋肉のエネルギー物質も神経伝達物質も合成しているので、腸の蠕《ぜん》動《どう》運動にも乱れが生じます。

たとえば、本来は産生されるはずの神経伝達物質のひとつであるアセチルコリンが産生されなくなると、腸での神経伝達物質の乱れが時間とともに脳に伝わります。すると、脳のアセチルコリンも減ってきます。その結果、脳内神経伝達物質の代謝やバランスも異常をきたし、さまざまな形で神経性の障害が現われるようになります。もちろん、アセチルコリンだけでなく、セロトニンやアドレナリンなど、ほかの神経伝達物質についても同じことがいえます。

アドレナリンは脳・神経細胞のほかに、副腎髄質（交感神経の一部が独特の変化をしたもの）のミトコンドリアによって産生されるホルモンです。アドレナリンは、全身の細胞の酸素とブドウ糖が不足したときに、その不足を補うためにつくられます。産生されたアドレナリンが血液によって運ばれると、まず心臓が血圧を上げて脈拍を増やし、循環する血流量を増やします。それと同時に呼吸中枢を活性化させ、横隔膜に作用して呼吸を活性化させるので息がはずみます。また、これが肝臓に働きかけてグリコーゲンを放出させ、血糖値を上げます。これらの作用が同時に起こって酸素不足・ブトウ糖不足が解消されるのです。

4 免疫力を低下させる体の使い方の習癖

ミトコンドリアの活動は体温に影響される

生物が生きていくためのエネルギーをつくりだしているのがミトコンドリアなのですから、ミトコンドリアの働きを妨げるような体の使い方をしていれば免疫力が低下して病気になるのも当然です。ミトコンドリアの働きを妨げるような体の使い方とは、哺乳動物の生き方の掟《おきて》を破る「口呼吸」「冷たいもの中毒」「骨休め不足」「激しいスポーツ」「咀嚼不足（丸呑み）」「太陽光不足」です。

ミトコンドリアの働きには温度依存性があり、三六・五度以下の環境では働きが鈍ります。したがって、低体温であったり体を冷やしたりすると、ミトコンドリアの働きは阻害されます。体温自体もミトコンドリアがつくり出します。体温だけ産生するときは脱共役してエネルギー物質のＡＴＰを産生しません。だから体温はとても貴重なものなのです。病気のときにむやみに熱を下げるとさらに悪化することもあるので注意してください。冷たいアイスクリームばかり食べていたり、キンキンに冷やしたビールを大量に飲んだり、体を冷やすような寒々しい服装を続けていると、低体温の体になってしまいます。ミトコンドリアの働きが鈍ると、常在菌が白血球に抱えられて腸扁桃からとめどなくリンパ組織に入り込み、やがて動脈血に入って全身を駆けめぐり、さまざまな組織や器官の細胞にバイ菌がばらまかれて病気が生じます。アトピーなども、このような原因で生じる疾患のひとつです。

アトピーの患者さんのほとんどは口呼吸をしており、寝不足で低体温、体中の細胞が酸素不足の状態になっています。低体温のせいで、腸の常在菌が全身の皮膚と皮下組織の細胞に広がって炎症を起こしているのです。したがってアトピーを治したい人は、まず口呼吸を鼻呼吸に正し、激しいスポーツをやめ、冷たいものを飲んだり食べたりするのをいっさい止め、よく噛んで食べ、体を冷やすような服装をやめることです。

冷たいもの中毒が引き起こす幻覚・幻聴

原因不明の幻覚や幻聴に悩まされている女性がいました。三〇歳代の女性で、長年デパートに勤めていました。問診してみると、発症したときの生活は、まるで冬山で遭難したような状態だったことがわかりました。

夏のデパートの冷房は大変きついものです。そこで長時間を過ごさなければならない店員さんはそれだけで冷えきってしまうのに、彼女は大好物のアイスクリームを毎日食べていたのです。これによって彼女の体は芯から冷えきってしまい、腸と皮膚の冷えが幻覚・幻聴を引き起こしたのです。

幻覚・幻聴を引き起こす物質として知られるのが、覚醒剤のアンフェタミン（ヒロポン）やメタンフェタミンです。これらの物質は、アドレナリンと塩基組成がたった一つ違うだけです。そして、腸が冷えてミトコンドリアの代謝が狂うと、本来ならば脳・神経のミトコンドリアでアドレナリンが産生されるべきなのに、メタンフェタミンが産生されてしまうことがあるのです。前述したように、腸で生じた神経伝達物質の分泌異常は、すぐに大脳辺縁系にダメージを与え、脳内ホルモンのバランスが乱れてしまいます。したがって、幻覚・幻聴、うつ病、統合失調症などが発症しても不思議ではないのです。

このような症例では、徹底的に体を温めることが基本です。食べ物も飲み物も四二度に温め、四〇度のお風呂にゆっくりつかり、寝るときには湯たんぽで体を温めます。こうして、体温を耳で測って三七度以上に保ちます。この患者さんも、これらの手当てを実行したところ、幻覚も幻聴もすっかりなくなりました。

ミトコンドリアが関与しているのは、脳や腸の伝達物質だけではありません。すべての細胞で、アミノ酸代謝と脂肪代謝は主にミトコンドリアで行なわれています。そして、全身のすべての反応に必要なエネルギーを生み出す細胞呼吸（内呼吸）がミトコンドリアの役割です。しかし体を冷やしすぎると、ミトコンドリアは本来の役割をきちんと果たせなくなります。

たとえば、パイエル板のM細胞は、白血球のミトコンドリアが働かなくなると、バイ菌を消化しなくなります。するとバイ菌を抱えた白血球は、バイ菌を全身にばらまくことになるわけです。

口呼吸が免疫システムを乱す

呼吸には内呼吸と外呼吸があります。肺で血液のガス交換を行なうのが外呼吸であり、細胞内で行なわれるエネルギー代謝が内呼吸です。そして、外呼吸と内呼吸をとりもつのが血液とリンパ液であり、血液とリンパ液は心臓循環系によって全身をめぐります。

ヒトにはほかの哺乳動物にはない、「口呼吸が可能」という構造的な欠陥があります。口呼吸では、扁桃リンパ輪が乾燥してカビが生えたような状態になり、症状のないまま扁桃組織にウイルスや毒性のない常在菌が棲みついてしまいます。

　扁桃リンパ輪に棲みついたウイルスや常在菌は、リンパ濾胞《ろほう》（リンパ節においてT細胞やB細胞がそれぞれ集合して形成している細胞集団）のM細胞から、とめどなく白血球に取り込まれます。

　リンパ濾胞内で産生される抗体のIgAは、分泌先の唾液と鼻水と涙が口呼吸で涸れてしまうと行き場を失ってしまいます。そこでIgAは、リンパ液を経て血液中に入り込み、腎臓のミトコンドリアに達し、これを破壊します。これによって「IgA腎症（ネフローゼ）」を発症するといわれています。

　口呼吸の習癖をもっていて浅い呼吸をし、冷たいもの中毒で腸を冷やすと、すぐに循環系が障害されます。その結果、全身の細胞で行なわれている内呼吸の主役であるミトコンドリアの働きが阻害されます。同じ遺伝子をもつ六〇兆の個々の細胞は、もともと一つの細胞で生きている原生動物とまったく同じシステムで生きており、なおかつその六〇兆の細胞が協同して一個体を形成して原生動物と同じように生きているので、外呼吸が直接内呼吸に影響するのです。

口呼吸による典型的な慢性疲労

外呼吸が循環系をどのように障害し、それがさらに肺や腸、脳、膵臓、生殖器にいたるまでの全身にいかに障害を及ぼすかの症例を示しましょう。

激しいめまいがするといって受診した五〇歳代の男性の医師がいました。既往歴として、心筋梗塞、潰瘍《かいよう》性大腸炎、蕁麻疹、不眠、慢性疲労、筋肉痛などがありました。体温を測ると三五・五度しかありませんでした。口呼吸と冷たいもの中毒と骨休め不足の結果です。

そこで、口呼吸を鼻呼吸に矯正するトレーニングを行なうとともにノーズリフト（呼吸をしやすくする装置）を使用し、鼻呼吸体操（第5章参照）で横隔膜呼吸を励行し、さらには体を温めるようにすると、めまい症状も蕁麻疹も治まり、体温も正常に戻りました。

しかし、デパートで長時間の買い物をする程度で下痢をしたり心肺に不調が生じたりするというので、血液を観察しました。今日では、採血液を三〇〇〇倍ほどに拡大して血液の状態を観察することができます。すると、血球は凝集して重層をなしており、完全な酸欠状態でした。口呼吸の名残で、喉に炎症が残っているのです。そこでさらに全身を温め、人工太陽光線を照射し、鼻呼吸体操をして、再び血液検査をしました。しかし、改善はほとんど見られませんでした。

これは、長年の口呼吸と冷たいもの中毒と骨休め不足による過剰な重力作用のせいで、心臓の筋肉と、肺胞の上皮と間質細胞が腸の常在菌ですっかり汚染されていて、数カ月の鼻呼吸体操と保温では心肺の細胞内感染が治っていなかったことを意味します。鼻呼吸体操で肺が酸素を吸収しても、肺胞の細胞に感染している好気性菌が酸素と栄養を横取りしてしまうので、赤血球に酸素がわたらないのです。心筋も細胞内感染をしているので、重い物を持ったり長時間歩いたりすると、心臓が酸欠状態になって痙攣《けいれん》するのです。

そこで、この患者さんには一〇〇％の酸素吸入を行ない、外呼吸を活性化させるために二〇万倍に希釈したアドレナリン二㎖を粘膜下に注入し、同時に副作用の少ない抗生物質を点滴投与しました。この治療によってにわかに元気を回復し、「この二〇年間は体調不良で空腹感を覚えなかったのに空腹を自覚するようになり、若い頃のように力がみなぎってきました」といっていました。

この患者さんは、かつては体力に自信のあるスポーツマンタイプだったそうです。この症例は、こういうタイプの人が、超多忙、口呼吸、冷たいもの中毒によって陥る慢性疲労の典型です。酸素吸入とアドレナリン注入後に血液検査をしたところ、血液内の酸欠状態はすっかり解消していました。

口呼吸は命に関わる病気も引き起こす

口呼吸と冷たいもの中毒によって、本来は無害のはずの腸内常在菌が腸扁桃であるリンパ濾胞から白血球に取り込まれ、全身にばらまかれます。これによって、まず腸が障害されます。肺、膀胱、子宮、前立腺はどれも腮腸に由来する器官ですから、口呼吸によって肺や心臓だけでなく、腸管や生殖器にも障害が及ぶのです。

哺乳動物の口、鼻、内耳、気管、肺、胃腸、子宮、尿道、膣などの粘膜組織のいたるところに、ウイルスや細菌などの微生物を有害無害にかかわらず取り込んで消化し、抗体をつくる装置が存在します。細胞内にバイ菌を取り込んで消化しなければ、抗体をつくることはできないのです。これを行なうのが、リンパ濾胞のM細胞です。しかし、口呼吸と腸を冷やすことによって、M細胞はこれらの微生物を取り込む作業しかしなくなり、貪食《どんしょく》・消化して抗体を産生する機能は麻痺してしまうのです。

こうなると、これらの微生物は寝ているあいだに喉の扁桃や腸のパイエル板から白血球内に侵入し、血液に乗って全身に微生物をばらまきます。病原性の微生物の場合には、皮膚や肺や腸管に入っただけで、その毒性で激烈な症状を引き起こしますが、常在菌は自分の喉や腸に飼っている菌ですから無害なので、体のどこまでも入っていきます。こうして、骨休め不足で疲れている人や、酒・タバコの解毒で内臓が疲弊している人には、いたるところで細胞内感染が起こり、血液が停留しやすい脳の神経細胞や皮下組織、関節、腎臓などに細菌が蔓延します。こうして細胞内感染した細胞の働きが阻害され、ミトコンドリアが機能しなくなってしまうのです。

ある病院で線維筋痛症（全身の筋肉と脳・脊髄神経が麻痺して全身に痛みが走り、失明する病気）と診断された五〇歳代の女性の患者さんが来院しました。筋肉に激しい自発痛が生じているうえに失明寸前で歩くことができず、二人の男性に抱えられてきました。線維筋痛症と診断した病院では、ステロイドも効かず、治療の手立てがないといわれたそうです。

筆者が診察してみると、口呼吸と冷たいもの中毒が原因で、体温は三五・五度しかありませんでした。喫煙の習慣があるほか、毎日冷水五〇〇ccを四杯飲んでいました。そこで、「冷たい水とタバコをやめなければ回復する可能性はありません。その場合には一年以内の寿命と思ってください」と伝え、すぐに人工太陽光線の照射をし、ビタミン、ミネラルなどを投与して、食生活の改善を指導しました。

すると、二週間後には、視力が五〇％回復し、筋肉の痛みはほとんど消失したとの報告がありました。しかし、筋力はすぐには回復しません。この段階での血液は、最悪の酸素不足の状態でした。間質性肺炎のために、いくら呼吸しても血液に酸素を充分に取り込めないからです。したがって酸素吸入が必要でした。血液観察では細菌が認められました。

そこで、筋肉痛を考慮して、酸素とともに笑気ガスを吸入し、副作用の少ない抗生物質を投与しました。

このような治療を数回したところ、痛みは消え、血液中の細菌もなくなり、二カ月後には視力も七〇％にまで回復し、階段も一人で上り下りできるようになりました。

第2章
進化からみたヒトの顔と口

はじめに

前章で紹介した症例から、口呼吸などの口の使い方の誤りが免疫力を低下させる元凶であることをご理解いただけたと思います。口の周囲には、感覚器官の眼、聴覚・平衡器官の耳、嗅覚器官の鼻があります。これらの器官は構造的につながっているだけでなく、延髄を介して脳と直結している脳神経によって連動的に機能しています。つまり口は顔という複合器官の中心部分なのです。眼も耳も鼻も、すべて咀嚼器官の口と顎の付属器官なのです。

口の重要性を理解するには顔の機能や器官特性を探る必要があるのですが、従来の医学ではこのことが認識されていませんでした。顔の機能と特性を考えるには、顔にある器官の由来を訪ねる必要があります。いい換えると、顔にある諸器官の形態が変容してきた過程をたどり、その法則性を解明することです。形態変容の法則性とは進化の法則のことです。

この章では、顔の機能と特性を明らかにするために、ヒトが属す脊椎動物の進化をたどることにします。これによって脊椎動物の進化の原因が、ダーウィンのいうような突然変異によるものではなく、重力作用にもとづく食べ物と食べ方・噛み方という、力学作用によることが明らかになります。

1　脊椎動物の先祖はホヤ

脊椎動物のルーツはホヤ

顔の進化をさかのぼると、サメと無顎類《むがくるい》（現存種はヌタウナギとヤツメウナギで、丸い口をしているところから円口類《えんこうるい》ともいわれる）の頭とエラ（鰓）に行き着きます。さらにさかのぼると、カンブリア紀（約五億七〇〇〇万〜五億年前）のムカシホヤの成体に行き着きます。ホヤは、「ホヤ貝」ともいわれますが貝類ではなく、原索《げんさく》動物です。原索動物には脊椎はありませんが、弾力のある棒状の脊索《せきさく》という支持器官（体を支える器官）が神経管と並行して走っています。ホヤは成長過程で変態し、幼生はオタマジャクシのような形態をしていますが、成体になるとお馴染みのパイナップルのような形になり、海底などに固着します。

ムカシホヤの体の主要部分は、「鰓孔《さいこう》のある口のような嚢《ふくろ》」の形状をしています（図2・1）。ホヤはエラで腸管呼吸をします。そしてエラの動きにつられて動いていた脈管造血系が、鰓腺《さいせん》に由来する心臓となっており、囲心腔《いしんくう》、つまり心臓を取り囲む空間に囲まれています。

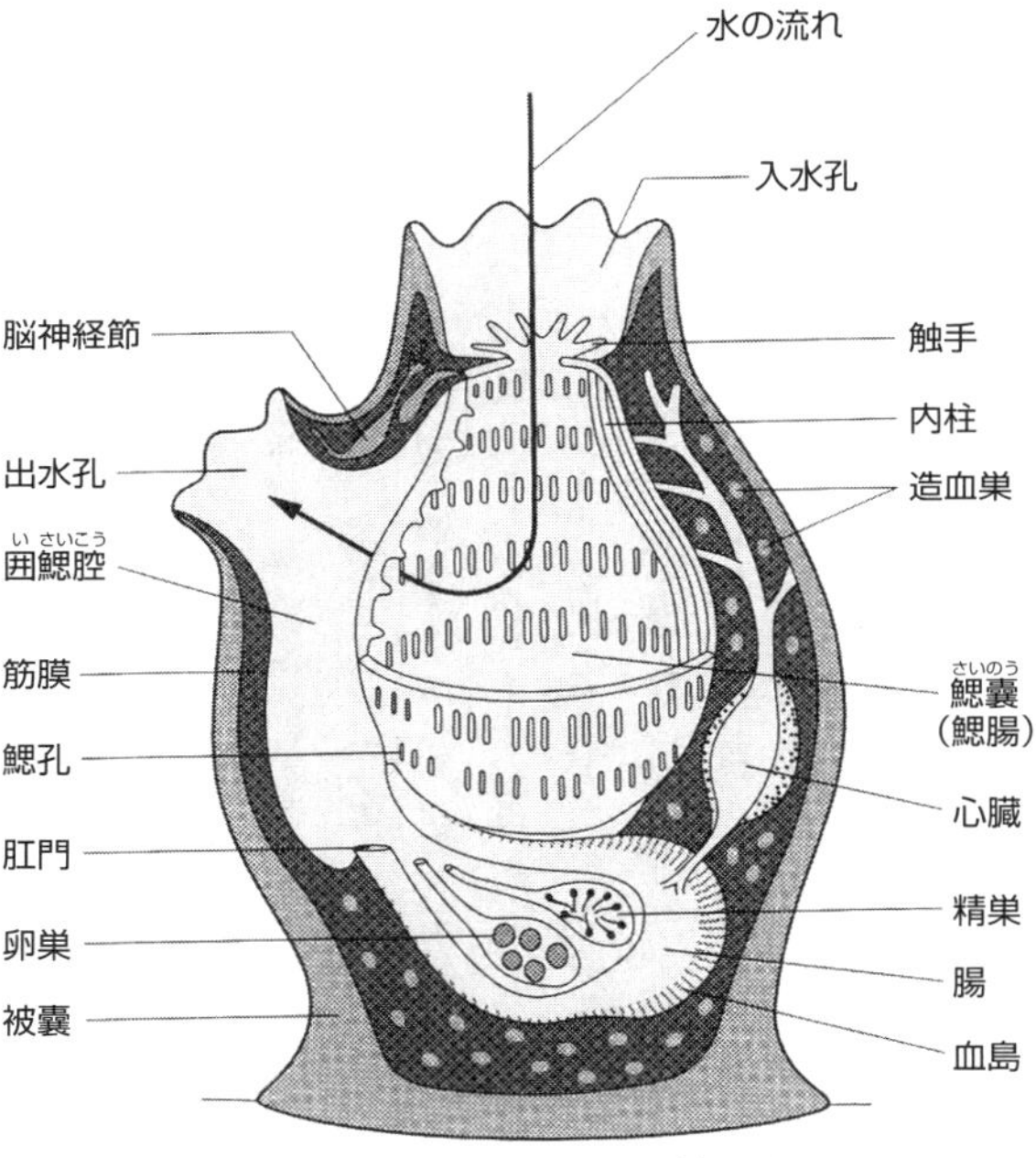

図2・1　ムカシホヤの断面図

ホヤの脳神経は、嗅・視・平衡（重力）・エラの脳と自律神経（副交感神経のみ）からなっていますが、水棲では捕食と生殖を水に溶けている化学物質に頼るので、嗅覚が主導となっています。つまり、原始脊椎動物の生殖行動は嗅覚が引き金となっているのです。

なお、ホヤにもすでに口と肛門、体身を覆う楯鱗《じゅんりん》があり、軟骨でできています。これはやがてサメの歯と皮歯《ひし》に受け継がれます。

これがさらに進化すると、歯とウロコと獣毛へ変化します。

このように、すでにホヤは高等な脊椎動物に備わっている器官のすべてをもっています。ホヤは単体節動物なので、これから脊椎動物が生まれるには多体節動物の発生過程が存在しなければなりません。ホヤには複数の個体が鎖のように数珠つなぎになった多体節ホヤがいて、その一つに「鎖サルパ」というホヤが存在します。鎖サルパには、それぞれの体節に一つのエラと一つの心臓（造血器）と腸管のすべてがひと揃いずつ備わっています。

顔の誕生—多体節ホヤの先頭のホヤの一個体が頭と顔になった

単体節のホヤから、遺伝子重複によって一個体の鎖サルパに似た多体節ホヤが誕生します。遺伝子重複とは、動物の遺伝子全体が二倍体、三倍体と重複して殖えたり、ある機能をもった遺伝子がコピーされるときにダブってコピーされ、新しい機能をもった遺伝子が既存の遺伝子のコピーからつくられたりすることをいいます。一個体となった多体節ホヤの先頭のホヤが、頭進（頭の方向に泳ぐこと）して頭と顔になります。

これが脊椎動物の進化の革命の黎明《れいめい》期です。

こうして、多体節ホヤに似たナメクジウオが誕生します。ナメクジウオにも、一つのエラに一つの心臓（造血器）があります。このように、心臓がエラの造血器に由来しているので、原始型のサメまでの心臓を「エラ心臓」と呼んでいます。ナメクジウオの個体発生においても遺伝子重複が再現されるので、初期にはエラが三つか四つしかないのですが、発生過程が進むにつれてたくさんの鰓孔と心臓ができます。エラは、水中から取り入れる酸素と、腸から吸収されて肝臓に入ってくる栄養によって赤血球造血を行なう鰓腺が源です。

次の進化のステージが、ヌタウナギやヤツメウナギといった円口類です。ちなみに、ヤツメウナギといっても眼は一対しかなく、残りの七対は鰓孔です。

円口類は無顎類ともいわれますが、鰓弓《さいきゅう》（エラの裂け目である鰓裂《さいれつ》と鰓裂の間の部分）由来の軟骨の顎がありますし、その顎にホヤの楯鱗を引き継いだ軟骨性の真歯《しんし》があります。眼、耳（聴覚平衡器）、鼻、歯と顎がそろうのがこのステージで、これが脊椎動物の進化の原初の革命です。わが宗族は、この円口類から本格的にスタートします。

メクラウナギの鰓腺は、グニャグニャと心臓のように動いています。これは赤血球と白血球をつくる造血器であり、そのすべてが軟骨性の薄い膜で覆われています。また、心臓も左右が合体してひとつになった鰓腺に由来するので、軟骨の嚢のなかに存在します。そして、心臓を取り囲む軟骨の嚢が囲心腔です。

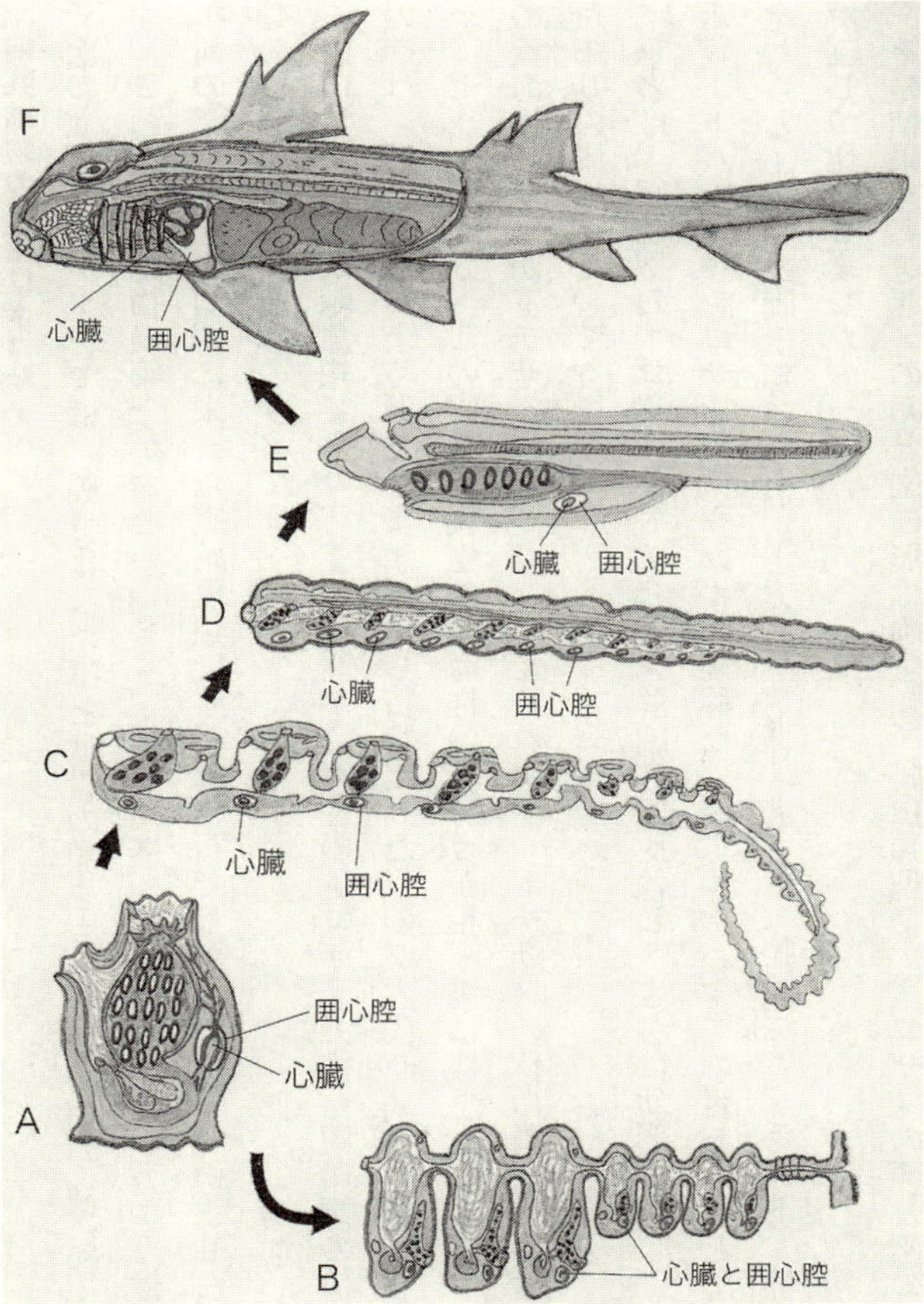

A：ホヤ　B：鎖サルパ　C：サルパ型の個体の多体節ホヤ
D：円口類　E：棘魚類　F：ネコザメ

図2・2　脊椎動物の誕生から第一革命の模式図

哺乳動物の先祖はネコザメ

次の進化のステージでは、硬骨化した歯と軟骨の顎をもった顎口類《がくこうるい》の棘魚類《きょくぎょるい》が登場します。これを脊椎動物の第一革命といいます。棘魚類は、約四億一〇〇〇万〜三億六〇〇〇万年前のデボン紀の初期に栄えた原始魚類ですが、化石でしか見つかっていません。この棘魚類の後裔《こうえい》が、軟骨魚類のサメです。

円口類の直系が棘魚類であり、その後裔が浅海性のネコザメです。円口類の口とネコザメの口は、形と構造がよく似ています。少し特殊化したものが古代ザメといわれる深海性のクラドセラケとなり、この直系で現生の深海性のラブカが相模湾に棲息しています。この系統の浅海性のサメがドチザメになったと考えられます。ドチザメの体の構造と形は、イモリやヤモリの成体とそっくりです。

筆者は、原始型のネコザメとドチザメを解剖して比較し、さらに幼形成熟した二〇cmのアホロートル（メキシコサンショウウオ、愛称ウーパールーパー）の舌とエラと肺を観察し、それらとイモリ（両生類）、大型ヤモリとミドリトカゲ（爬虫類《はちゅうるい》）、ラット（哺乳動物）を解剖して比較しました。

その結果、ドチザメの顔と歯の形は両生類・爬虫類型で、ネコザメの顔と歯の形は哺乳動物型でした。両生類・爬虫類と哺乳動物を比較すると、当然のことながら構造はすべて同じですが、外観と同時に、舌、心臓、歯、顎軟骨、鰓弓、囲心腔、横隔膜とそれに付属する軟骨（両生類では鎧《よろい》状の骨になり、哺乳動物では鎖骨になる）の形はまったく異なりました。

これらを総合すると、原始型のネコザメがあらゆる点で哺乳動物型爬虫類の原型となる要素を備えており、ドチザメが両生類・硬骨魚類・爬虫類・鳥類の原型となる要素を備えていることがわかります。

注目すべきは、ドチザメにもネコザメにも、すでに囲心腔の尾側の底部に立派な横隔膜が存在していることです。横隔膜の後ろには、ドチザメにもネコザメにも肝臓があります。ドチザメの肝臓は極端に大きいものです。横隔膜は、肺が発生する以前からドチザメにもネコザメにも存在する囲心腔の一部であり、肝臓と心臓、食道と胃を隔てる隔膜、つまり鰓腸《さいちょう》（エラ呼吸用の内臓器官）と腹腸《ふくちょう》（消化・吸収をする腸で筆者の造語）を大きく横断して分ける隔膜だったのです。

ネコザメの学名を *Heterodontus japonicus* といい、「異型歯性（形が顎の部位によって異なる歯）の日本ザメ」という意味です。この名が示すように、哺乳動物型の三種類の異型歯（切歯、犬歯、臼歯《きゅうし》）をすでにこの段階でもっています。

また、ネコザメもドチザメも解剖して観察すると、すでに舌が哺乳動物の形をしており、鰓弓ごとに分かれた内臓筋が層状に重なって、舌背部に扇の骨のような鰓弓とともに並んでいます。舌自体は鰓弓軟骨（エラ骨）が集まっているので動きませんが、鰓孔が自律的に動くときに、わずかに開いた扇を開閉するように、舌背部に並ぶ鰓弓軟骨がエラを動かして鰓孔を開閉します（119頁の図3・7参照）。

鰓弓筋（呼吸用のエラの筋肉、鰓腸筋ともいう）の根元には、囲心腔に囲まれた「エラ心臓」（心臓はエラの腺に由来する）があります。また、舌の中央を太い血管が通っています。この血管は、一つのエラに一つの心臓（造血器）をもっていたナメクジウオの左右の小さなエラ心臓が合体したものの名残と考えられます。なお、哺乳動物の肺は、第六鰓腺が含気性に膨らんで、胸腺とともに囲心腔に入ったものです。

したがって舌の源は、左右の鰓弓に付属する鰓弓筋（心臓を含む）が中央で合体して一体となった束であることがわかります。この鰓弓筋には、囲心腔の底の横隔膜までが含まれます。つまり、脊椎動物の基本構造として、舌と心臓と肺は一体のものであり、心臓も舌も同じ鰓腸平滑筋に由来する内臓筋肉なのです。

病理解剖では舌と心肺を一体として摘出しますが、これは横隔膜までがサメの舌に相当する、ひとまとまりの鰓腸という臓器単位だからです。「親知らず」や口腔底の炎症が縦隔（左右の肺を隔て、心臓・食道を含む壁）に波及するのも、舌癌や頸部リンパ腫などが肺に転移しやすいのも、サメの時代に肺を含む囲心腔の嚢の底が横隔膜だったからです。

心臓単独の移植よりも心肺同時移植のほうが容易なのも、この理由によります。思い切って舌までも心肺と一体として移植すれば、移植術はもっと容易なはずです。

2 脊椎動物の第二革命

サメが上陸してエラの一部が肺に変容した

ホヤの時代から基本体制（基本的な形態）として存在し、サメを含めてほとんどの脊椎動物が受け継いでいるにもかかわらず、哺乳動物にだけはないものが囲心腔です。したがって、サメの時代の囲心腔内に哺乳動物では何か別の器官が形成されているに違いありません。実際には、哺乳動物に囲心腔がないのではなく、胸郭全体を占める腔洞内に肺と胸腺と縦隔がおさまっているのです。したがって、肺の原器は鰓腺で、これが含気嚢に「化生《かせい》」して囲心腔内におさまっていることが直感的に予想されます。「化生」とは、同じ遺伝形質のままで、刺激に対応して器官の細胞の形が自動的に変化することをいう病理学用語です。何らかの環境変化で上陸を余儀なくされたサメの鰓腺が肺に変容したのです。

三億年以上前のデボン紀に一億年という長い時間をかけて起こったのが、軟骨魚類である原始脊椎動物のサメの上陸劇です。これが脊椎動物の第二革命です。これによって、エラ呼吸が肺呼吸に移行し、軟骨性であった体内の骨格が硬骨になり、脾臓にあった造血器官ができたての硬骨内部の骨髄腔に移動しました。

軟骨は、球状の軟骨細胞が細胞間質である軟骨基質（タンパク質の一種のコラーゲン線維とコンドロイチン硫酸からなるゼリー状の物質）のなかに埋め込まれており、それを軟骨膜で包んでいます。一方の硬骨は、骨細胞とそれを取り囲むコラーゲン線維に石灰が沈着した骨質でできており、タンパク質のコラーゲンと鉱物質のヒドロキシアパタイト（水酸化燐灰石）が主成分です。

魚も、マグロやタイなどの硬骨魚類は骨髄で造血し、浮き袋になった肺をもっています。したがって、軟骨魚類が海からの上陸劇によってエラが肺に化生し、軟骨が硬骨に化生したあと、丘や山を越えて淡水の河川や湖に戻ったのが現在の硬骨魚類だと考えられます。それで、サケなどは、成体になると種が誕生した山奥の川に回帰して生殖を行なうのです。ほかの多くの硬骨の海水魚は、川に戻るのを忘れて海に棲みついたのです。

進化は重力への対応で引き起こされる

この段階で、心臓や脳に栄養を供給する血管とともに、交感神経系と運動神経が発生し、舌が意志の力で動くようになりました。

では、第二革命の進化はどうして起きたのでしょうか。ダーウィンの進化論でいうように、突然変異によって適者が生存したのではないのです。脊椎動物の形の進化は、すべて行動様式の変化に伴う新たな重力環境に対応することで、同じ遺伝子のままで生体力学によって自動的に起きるのです。

筆者は、両生類のアホロートルを使って、このことを実験で検証しました。体が透明なために血液が透けて全体がピンク色に見えるアホロートルは、自然の状態ではエラや尾ヒレをつけた幼形のまま成体となって性成熟します。しかし三〜五カ月かけて徐々に水から出して慣れさせていくと、ヒラヒラのエラが退化して鰓孔も閉鎖し、もともともっていたあまり発達していない肺が発達してきます。系統発生で約一億年かけて変化したエラや顎の形成を、アホロートルの陸揚げの過程に見られる個体発生（変態）によって詳しく観察できるのです。

この実験は進化の再現ではなく、先祖返りの実験です。アホロートルは、時期が来ると陸に上がって変態して爬虫類型になっていたのですが、数百万年前に大きな沼に迷い込んで陸に上がることができなくなり、水中で幼形のまま性成熟するようになりました。つまり、水がなくなることをきっかけに、重力が六倍になったことと空気による乾燥が引き金となり、重力と空気にさらされる細胞群に化生が起こり、軟骨が硬骨化し、ヒレやエラが縮んだのです。陸に上がらないと縮みようがないために、幼形のまま時間が経ってしまったわけです。時間経過で幼形のまま自然に生殖細胞が熟して子孫を作り始めるのが幼形成体です。

アホロートルとは逆に、原始型のサメを強制的に陸揚げする実験も行ないました。実験では、ドチザメとネコザメを使いました。後述するように、ドチザメから両生類・爬虫類系が、ネコザメから哺乳動物系が進化するからです。汽水《きすい》に取り残されたサメは、干潮と満潮によって上陸したり水に戻ったりすることを繰り返すうちに、重力に対応するようになったのです。

上陸によって生じる大きな環境変化は、見かけの重力が水中における1/6Gから地上の1Gになったこと、水とはまったく異質な空気に取り囲まれるようになったこと、そして酸素の濃度が海水の〇・七%から二一%へと三〇倍に増えたことです。

重力が１／６Ｇの水中では、胸ビレとエラを動かすだけで囲心腔が心臓脈管系を動かし、その結果血液とリンパ液が体をめぐるので、心臓のポンプ作用は強大である必要がありません。つまり血圧が低いのです。しかし、上陸して重力がいきなり六倍になると、血液が体をめぐりません。また、エラは水呼吸の装置なので、エラに水を通す筋肉の動きでは空気から酸素を吸収することができません。

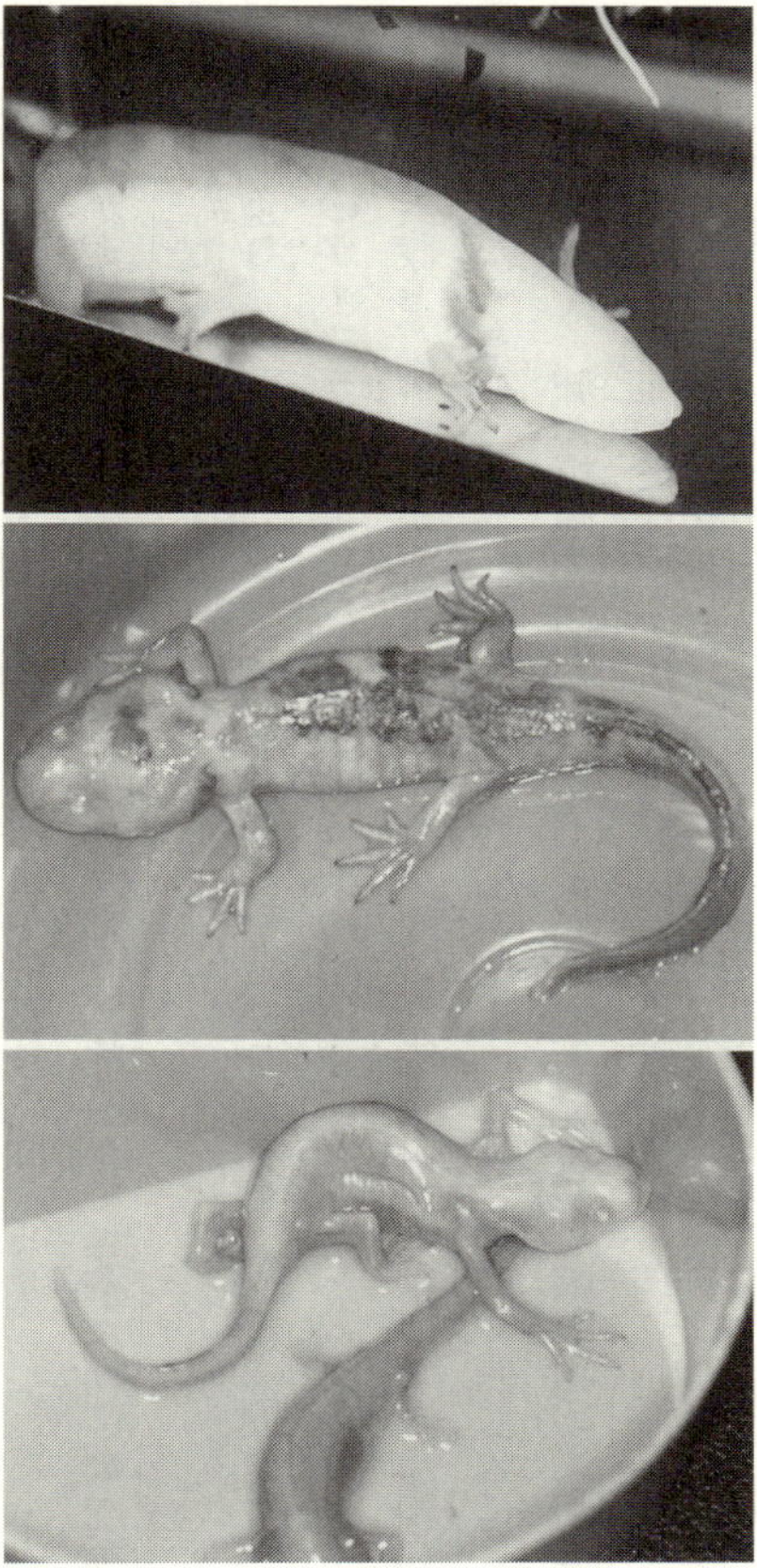

上：水中　中：陸揚げ中
下：陸揚げ完成後３カ月

図２・３　アホロートルの陸揚げ

上陸したサメは、水を求めて苦しみのあまりのたうち回ります。そして、のたうち回ることで血圧が上昇して体中に血がめぐり、エラで空気呼吸ができるようになって生き永らえることができたのです。

これにより、第四〜第六鰓腺が囲心腔内に引きずり込まれ、心臓を囲むように胸腺と肺が発生したのがネコザメで、これが哺乳動物型の爬虫類になったと考えられます。肺は、囲心腔底の横隔膜と、体を動かす手足、背、胸、腹の筋肉によって動かすようになっていますが、これは心臓がもともとエラとヒレと胴体と尾の動きに連動して動く囲心腔にしたがって行なっていた運動を、肺と横隔膜が引き継いだということです。心臓の拍動運動は、あくまでもエラの呼吸運動が主導です。

軟骨が硬骨になるのも、造血機能が脾臓から骨髄に移るのも、やはり重力に対応した血圧の上昇によります。血流の激しい動物の肝臓に軟骨を埋め込んでおくと、いつの間にか硬骨になることは、すでに実験で検証されています。

遺伝子は細胞や器官の働きと形態の変化を後追いする

動物の器官の形や機能は、体の使い方が変わると、エネルギーの受け方の変化によって同じ遺伝子のままで変容します。そして、この行動様式の変化を何らかの方法で伝えさえすれば、器官の形と機能の変化が同じ遺伝子のまま次代に伝えられるのです。つまり、エネルギーの変化によって化生の引き金が引かれ、別の形や機能の細胞に変わるのです。

たとえば、行動様式を教育によって子に伝えると、子は伝えられたとおりの体の使い方をします。そうすると、成長するにつれ、その行動様式にしたがって手や足や顔の形が少しずつ変わります。これを何千何万世代と続けるうちに、生殖細胞に一〇〇万回に一回ほどの確率で起こるコピーミス（突然変異）によって、形の変化を後追いして遺伝子の変化が起こります。これが分子進化です。

これによってタンパク質のアミノ酸配列にわずかな変化が現われます。生殖細胞の遺伝子の機能部は、タンパク質のもとになるペプチドの暗号となる核酸の塩基が並んだものだからです。この変化が蓄積すると、もはや行動様式を発育の初期に戻しても昔の種の形には戻らなくなります。

こうして新しい行動様式が定着すると形が変化し、同じ遺伝形質のまま亜種が分離します。そして、行動様式を累代にわたって長期に伝え続けると、時間の経過とともに少しずつ遺伝子が変化して、ついには形も遺伝子も異なる新しい種が分離するのです。

体の使い方を変えると骨の形が変わることを経験的法則として提唱したのは、ドイツの外科医ユリウス・ウォルフ（一八三六〜一九〇二年）です。ウォルフは膨大な数の骨の手術の臨床経験にもとづいて、「骨は長期間の反復される機能にしたがって、その機能に最も適合した形態に変化する」という法則性を発見したのです。これを「ウォルフの法則」といいます。

ウォルフの法則の正しさを示す例は、テレビ番組やＣＭで活躍してタレント化している日本ザルです。このサルは、ヒトと同じように洋服を着て直立二足歩行で行動するように育てられたことで背骨がまっすぐになり、脚もヒトの形に近くなっているのです。

3　脊椎動物の第三革命

咀嚼運動をすることで哺乳動物に進化した

第二革命でネコザメ型の原始型サメから進化した哺乳動物型爬虫類が、次のステージでヒトが属する哺乳動物に進化します。これが白亜紀（一億四五〇〇万年〜六五〇〇万年前）に起きた脊椎動物の第三革命です。

哺乳動物とは、やがて咀嚼を行なうことになる吸啜《きゅうてつ》システムをもって生まれてくる動物種のことで、哺乳動物への進化を象徴するのが、咀嚼器官の発生です。咀嚼器官とは、食物を丸呑みするのではなく、嚙み砕いて食べる歯と顎のシステムのことです。歯と顎は、原初の革命で登場した円口類で原器が完成し、第一革命後にも基本的には同じ構造が保たれます。

哺乳動物と同じ三種類の異型歯（切歯、犬歯、臼歯）をもっているネコザメは、甲殻類や貝（エビやサザエ）といった硬い食物を常食しており、これらを嚙み砕くためにすでにこの段階で咀嚼運動をします。ネコザメの後裔である哺乳動物型爬虫類は、咀嚼運動をするという力学対応によって咀嚼器官が発生し（従来はこれを「獲得する」と称していました）、哺乳動物に進化しました。なかでも哺乳動物に特有の釘植歯《ていしょくし》（歯周靭帯《じんたい》である歯根膜を介して歯槽骨と結合している歯）の発生過程が重要です。

進化の過程において、咀嚼器官は他の骨格には認められないほど著しい機能適応を示しました。原始哺乳動物は、恐竜などの巨大な爬虫類が繁栄していた白亜紀には夜行性の生活をする非常に小さな動物でした。まだ強固な顎をもっていなかったので、シコシコ嚙みながらエサを食べていました。これを続けているうちに、爬虫類的な歯が揺すぶられて骨と癒着しない状態が保たれ、釘植歯の特徴であるセメント質、歯根膜、歯槽骨といったクッションができたのです（150頁の図4・1参照）。

哺乳動物の歯の特徴はクッションがあること

筆者は、釘植歯が力学対応で生じることを実験で確かめました。人工的につくった歯根をサルとイヌの顎の骨に植え付けて歯冠《しかん》の嚙み合わせの高さを調整し、サルやイヌが嚙む力を使って力学的な反復荷重を加えてみました。すると、力学エネルギーによって釘植歯の特徴であるセメント質、歯根膜、固有歯槽骨（ソケット）が誘導されたのです。

サルやイヌは哺乳動物なので、もともと歯槽骨をもっているのだから当然だと思うかもしれませんが、人工歯根に反復的な荷重を加えないでいると、これらのクッションを誘導せずに、人工歯根は顎の骨に直接くっついてしまうのです。つまり、爬虫類の歯になってしまうのです。以上の実験によって、筆者は世界で初めて哺乳動物の人工歯根をつくることに成功しました。そして、この実験をもとに臨床への応用を目指して研究を続け、人工歯根療法（第4章参照）を確立しました。

歯が釘植歯に進化するに伴い、咀嚼システムを担うもう一つの器官の顎も大きく変化しました。顎に癒着している爬虫類の歯が釘植歯に進化する過程で、下顎を構成していたいくつかの関節骨が内耳の耳小骨《じしょうこつ》（第3章参照）として聴覚系に取り込まれ、顎関節は多くの線維関節（線維物質で結びついている動かない関節）が集合して単一の滑膜性関節（滑液を含む回転式の関節）へと変化しました。この変化の最大の原因は、歯根膜の誘導と発生にあると考えられます。

4　脊椎動物の第四革命

人類が抱え込んだ五つの不調和

進化のステージによって異なる脊椎動物の各系統の基本体制は、それぞれの行動様式にしたがって力学対応のみで決まります。その基本体制が行動様式と最も調和しているのです。哺乳動物では、四足獣のイヌ・ネコ・ウマなどが最も一般的であり、これらの体制が哺乳動物の基本体制です。

この基本体制を保って一定の行動様式を続けていれば、病気になることはめったにありません。しかし、無理な行動様式を採用して基本体制と著しく異なる形態をとるようになると不調和が生じます。この観点から見ると、脊椎動物の第四革命によって誕生した人類は、哺乳動物の基本体制に較べて際立った不調和を五つもっています。それらは、①口の気道化、②直立二足歩行、③尾の喪失、④脳の異常な発達、⑤発情期の持続です。

それでは人類が抱え込んだ五つの不調和のそれぞれを詳しくみていきましょう。

口の気道化は「言葉」の代償

原始脊椎動物のサメは、口から海水を取り入れ、海水中の酸素をエラから吸収します。爬虫類は鼻と口がつながっているので、食べ物を丸呑みしないと呼吸できません。これに対して哺乳動物は、乳を吸うために口のなかの気圧を低くする必要があります。しかも、乳を飲んでいる間も呼吸を続けなければなりません。それで、乳を吸いながら鼻で呼吸ができるように、鼻腔と気管が鼻の奥で直接つながっています。ヒト以外の哺乳動物では、成獣になってもこの構造は変わりません。ところが、ヒトだけは生後一年ほどで鼻腔と気管が離れてしまい、気道の一部が食べ物の通り道と兼用されるようになってしまうのです。これによって、哺乳動物の一歳以上のヒトだけが口で呼吸ができるようになったのです。

では、なぜ鼻腔と気管が離れてしまったのでしょうか。それは、ヒトが言葉をしゃべるようになったからです。鼻から鳴き声を発するブタやウマは、同じ音しか出せません。一時的に気道を口につなげることのできるイヌやネコは、声帯で出す鳴き声を口から発することができるので、口の形を変えることで音声を多少変えることができます。

これに対してヒトは、声帯から勢いよく出した声を、口蓋垂《こうがいすい》（ノドチンコ）と舌と頬と唇の複雑な動きによって、「言葉」に変えることができます。人類が約六〇〇万年前に言葉を習得したための力学対応によって鼻腔と気管が離れ、口で呼吸できるようになったのです。そのため、餅がつかえて窒息死するような事故が起こるようになりましたが、こんな事故はヒト以外ではあり得ないことです。また、口で呼吸することが、関節痛や糖尿病や喘息などのさまざまな機能性疾患の免疫病を引き起こすもとにもなったのです。

直立二足歩行による重力の負担

直立二足歩行をするヒトは、他の哺乳動物に較べて倍の重力（2G）を受けるほど体に負担がかかります。これを支えているのが骨格と心臓ポンプです。五kgもある頭を一五〇〜一八〇cmの高さに保つには、相当なエネルギーが必要です。現代の生命科学では、この重力エネルギーが完全に忘れられているのです。

骨が力学的な刺激を反復的に受けると、それに対応して自動的に細胞のリモデリングの機構が作動します。骨の関節部（骨髄）では造血も行なわれています。造血とは白血球・赤血球・血小板などの血液細胞の再生のことであり、古くなった赤血球は肝臓で壊されてヘモクロビンが遊離すると、これが胆汁の成分のビリルビンとして胆嚢に排出されます。

ところが二足で立って活動しているヒトは、ほかの四足の哺乳動物と較べて体を支えるために使うエネルギーが多いので、歩いたり仕事をしたりしているときには骨髄での造血が止まってしまいます。造血にまで手が回らないのです。骨髄は、骨休めをしているときに造血のスイッチが入るようになっているのです。

したがって、直立二足歩行をするようになったヒトが健康を保つには、一日に八時間以上横になって睡眠をとることで骨休めをしなければなりません。骨休めを怠ったうえに口呼吸をしていると、再生不良性貧血（幹細胞と呼ばれる血球のもとになる若い細胞が障害を受け、主に赤血球が減少する病気）や、血小板減少症、白血球減少症といった血液の病気が生じます。これらの病気は、しばしば白血病や悪性リンパ腫に移行するので油断できません。

なお、四足歩行の哺乳動物の体は地面に平行しているのに対して、ヒトでは上半身が九〇度立ち上がっているために、背骨にぶら下がっている内臓は大変な苦行を強いられ、その結果、心臓も腎臓も負担過剰となり、しばしば胃下垂や遊走腎、尿失禁、子宮内膜症や子宮脱といった病気が発症します。

尾の喪失が痔の原因

三つ目の不調和は、尾を失ったことです。直立二足歩行をするようになったヒトは、尾を使わなくなったために、ラマルクの「用不用の法則」（142頁のコラム参照）にしたがって尾が縮小し始め、やがて喪失してしまったのです。

尾があれば横隔膜呼吸が保障され、腰椎症と痔《じ》になることはありません。尾を動かす筋肉が、肛門を含めた腸管内臓のすべてをしっかり背骨と結びつけて支えているからです。

言葉の獲得と二足歩行が脳を異常に発達させた

四つ目の不調和は、脳が異常に発達していることです。これは二足歩行に加えて言葉を習得したことによります。脳・神経細胞の本質は筋肉システムです。「筋肉なくして脳はなく、神経なくして筋肉なし」で、脳・神経は筋肉と一体となって発生します。内臓脳（大脳辺縁系などの腸管に由来する脳の古い部位）が腸管内臓の筋肉、大脳新皮質が体壁系の筋肉とともに発生します。したがって、大脳の異常な発達は、体壁筋肉系の異常発達の証なのです。

二足歩行するようになって前肢を手として自由に使えるようになりました。そして、手の使い方を工夫することと、手を使うことに伴う筋肉運動の飛躍が脳の発達を促したのです。また、さまざまな音声をつくるという複雑な作業をすることに加え、手と言葉を駆使して生活することで、脳が異常発達したのです。

これらの刺激によって脳を電流が駆けめぐることで、脳は自動的に発達します。人類の誕生から六〇〇万年のあいだに、鰓腸《さいちょう》の内臓筋も内臓脳である錐体外路《すいたいがいろ》系神経（大脳古皮質の体壁骨格筋の神経で、骨格筋の反射運動や姿勢の保持、無意識な運動、あるいは筋肉の緊張を調節する）の支配に加え、大脳新皮質の錐体路系神経（随意運動、つまり意志の力で動く神経系で、大脳皮質の運動野から出て延髄で左右が交差しているために、その経路が円錐型をしているのでこう呼ばれている）の支配を受けるようになり、手指の筋肉と視覚・聴覚・嗅覚・触覚・味覚が発達し、同時に大脳皮質は三倍の大きさになったのです。

ヒトの発情期の特徴

最後の五つ目の不調和は、発情の持続です。もともと泌尿系と生殖系は、六〇兆の細胞のすべてのメタボリズムをいってに引き受ける体液（血液とリンパ液）の代謝の結果もたらされるものです。血液の栄養代謝で生じる老廃物が尿と汗であり、余った栄養の産物が脂肪細胞と生殖細胞です。つまり、ヒトが常に発情しているのは栄養摂取の過剰によるのです。

ほかの哺乳動物では、地球の運行に伴う季節変化や月の引力の影響を受けるホルモンを介して生殖行動がコントロールされているので、発情期は年に一度か二度と決まっています。また、ほかの脊椎動物では嗅覚が生殖行動の引き金になっています。しかし、哺乳動物ではこれが視覚にとって代わられています。特に嗅覚情報に代わって顔や姿かたちからの視覚情報が生殖行動の引き金になっているのが、ヒトのオスの大きな特徴です（97頁も参照）。

5　個体発生は系統発生を繰り返す

ヒトの胎児の顔はネコザメに似ている

これまで見てきた脊椎動物の進化の過程で見られる変化のことを系統発生というのに対して、一個の受精卵から成体になるまでの過程を「個体発生」といいます。進化によって新しい種が生まれた場合には、個体発生が変化するわけですから、個体発生と系統発生には密接な関係があります。いろいろな動物の個体発生の過程を比較してみると、成体では著しく相違しているにもかかわらず、胎生や幼生では非常によく似ています（図2・4を参照）。

この事実に着目したヘッケルは、「個体発生は系統発生の短縮された象徴的な反復である」という、「生物発生原則」あるいは「反復説」と呼ばれる仮説を提唱しました。

図2・5は、ヒトの三四日目の胎児の顔と、ネコザメの成体の顔を比較したものです。ネコザメの外鼻の形はヒトの胎児の三四日目の外鼻の形と細部まで部品が対応しています。胎児の顔は、やがてエンブリオ期（系統発生のステージを再現して哺乳動物の顔の形が完成するまでの胎生期）が終わり、フィータス期（ヒトの形になってから出生するまでの胎児期）になるときに、口唇と口腔のパーツのすべてが融合し、ヒトの顔が完成します。

三八日目には外鼻と口腔の周囲に存在する溝が融合します。この溝が融合していない三六日目の状態の動物は現存しませんが、融合が不充分で筋がはっきり残っているのがウサギです。イヌやネコ、ライオンでも筋として残っています。この部分が融合せずに裂けたまま生まれてくるのが、ヒトの口唇裂（兎唇《としん》）、口蓋裂（上顎が裂けている状態）、斜顔裂（外側鼻突起と上顎突起の癒合不全、内側鼻突起と上顎突起の癒合不全）、横顔裂（上顎突起と下顎突起の癒合不全）です。受胎後三六日から三八日までの癒合期に、母体が過労や酸素不足になると発生過程が障害され、融合しないで先祖返りを起こすものと考えられます。

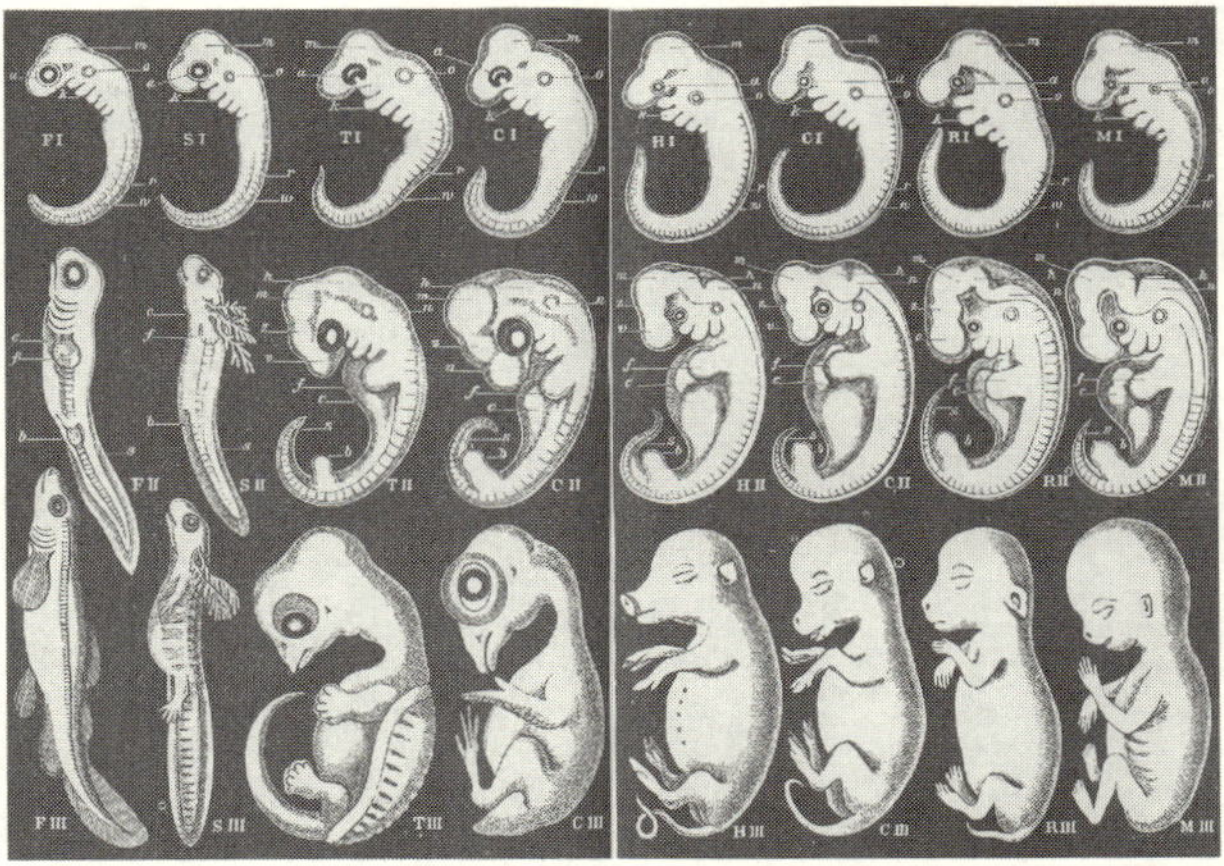

魚　サンショウウオ　カメ　ヒヨコ　ブタ　ウシ　ウサギ　ヒト

図2・4　ヘッケルの個体発生の図
(Haeckel's Evolution of Man より)

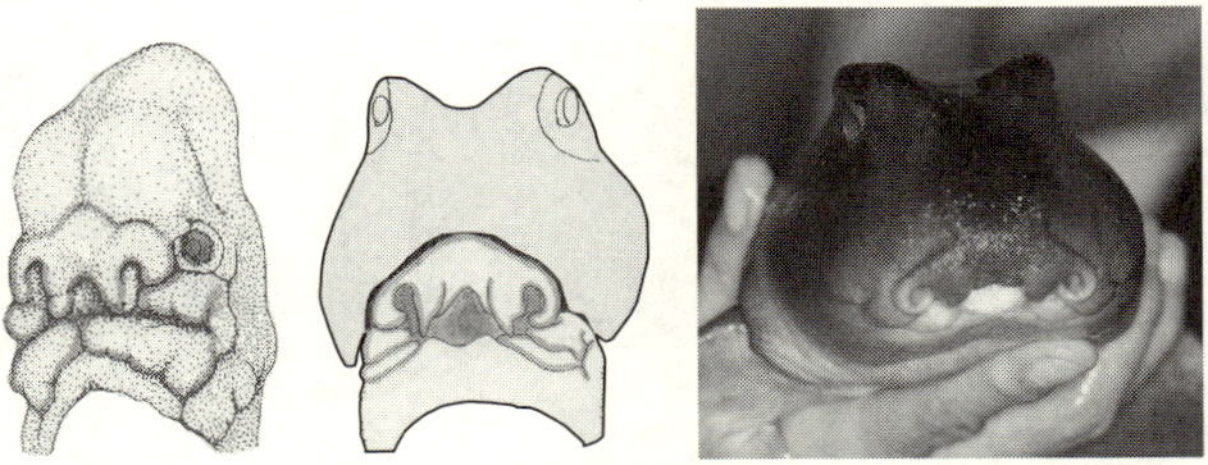

図2・5　ヒトの34日目の胎児の顔（左）とネコザメの顔（中）。右はネコザメの顔写真

非常に長い期間で見ると、獲得形質は遺伝子レベルで記憶され、原始生命体のときから進化の軌跡が遺伝子レベルで蓄積されます。それで、それぞれの進化のステージでひとそろい蓄積された遺伝子が一段一段発現し、個体発生において系統発生が繰り返されるのです。

個体発生が系統発生を繰り返すのは胎生期だけではありません。進化史で見られる発生過程の変化は、ヒトが生まれてからも続きます。人類は約六〇〇万年前ごろに類人猿から分離しましたが、そのころの人類進化の歴史が、生後一年ごろから再現され、これが二四歳まで続きます。つまり、生後二四年かけて成長が完了するのです。

第3章
顔の医学・口の医学

はじめに

細分化されすぎて病気を治しにくくなっている今日の医学を、病気を治せる医学にするには、生命活動で最も重要な顔と口を治療できるように、ヒトの体を深く理解し直さなければなりません。それには、前章で見た脊椎動物の進化を、顔と口に着目して総まとめする必要があります。

前章で述べたように、脊椎動物の源は腸管を中心とした嚢状の構造をした生き物であるホヤです。つまり、脊椎動物の生命の源は内臓脳に支配される腸管内臓であり、腸のために脳や眼や足が発達してきたのです。腸管内臓の求めにしたがって食べ物を求めて移動し、それを食べて消化し、腸から吸収された栄養は血となり肉となって代謝され、余った栄養は脂肪組織に変換され、老廃物は尿として排出されます。成長すると、余った栄養は生殖細胞にも変換されます。栄養の吸収も腸管が行なうし、老廃物と生殖細胞の排出も腸管が行ないます。

したがって脊椎動物の成体を模式的に見れば、腸管内臓系が食の場と生殖の場と休憩の場を求めると、この求めに応じて四肢を巧みに操ってその場所に運ぶシステムが脳脊髄神経と筋肉システムであるといえます。つまり、生殖器をぶら下げた腸管系を運ぶ筋肉系が成体です。

顔には、腸管の入口である顎と口があり、口の中には舌があり、眼・鼻・耳・触覚の皮膚といった五感（センサー）がまとまって存在します。これらのセンサーも腸のためにあり、すべてが口に始まる器官に隷属しています。眼も鼻も耳も、顎や口腔に隷属しているので、たとえば歯の神経を抜いただけで視力に変調をきたし、噛み合わせが狂えば体が歪むのは当然なのです。顎、咬合《こうごう》、咀嚼の神経である三叉《さんさ》神経は、一二対ある脳神経（延髄を経由して脳と直接つながっている神経）の中で最大で、視覚、嗅覚、聴覚・平衡器官の神経とも深く絡み合っており、さらに運動から休養・睡眠、生殖活動にも深い関わりをもっています。

1　顔は内臓器官に由来する

顔は食と生殖を担っている

顔のことを解剖学用語で内臓頭蓋《とうがい》といいます。顔の骨格と筋肉が、エラ呼吸用の内臓器官である鰓腸《さいちょう》に由来しているからです。顔の進化を逆にたどると、サメと円口類《えんこうるい》の頭鰓部《とうさいぶ》に行き着き、さらにさかのぼると「鰓孔《さいこう》のある口の嚢」という構造をしているムカシホヤの成体にたどり着きます。「鰓孔のある口の嚢」であるホヤは、エラの部分に造血巣と腎・副腎系、脳下垂体、心臓、腸管系、そして生殖系までが渾然《こんぜん》一体となった生命体です。前章で述べたように、このホヤが遺伝子重複して一個体の鎖サルパ型のホヤが誕生し、鎖サルパ型の多体節ホヤの一個体の体制が、頭進することによって円口類・棘魚類《きょくぎょるい》・軟骨魚類（サメ）に進化し、さらに上陸によって両生類・硬骨魚類・爬虫類・哺乳動物となったのです。

つまり顔のオリジンは、いくつものホヤが腸管で連結している多体節ホヤの先頭部分の椎骨を頭蓋骨《とうがいこつ》とする、その内臓部分なのです。これが頭進によって原始型で顔、エラ、胸、腹、尾に分化し、さらに高等動物で、顔、首、胸、腹、尻に分化したものの一つなのです。

発生学的に頭蓋骨を考察すると、多体節ホヤのそれぞれの体節の脊索《せきさく》を取り巻く軟骨が椎骨となり、第一体節の椎軟骨が頭蓋骨になります。四肢や鰓弓《さいきゅう》や体節弓の骨の源は、この椎軟骨です。原始脊椎動物の頭蓋骨もこの椎軟骨に由来し、顎も第一鰓弓軟骨から生じます。進化が進んで哺乳動物になる頃には、頭蓋の椎軟骨は頭蓋底を形成し、脳脊髄神経のすべては原始甲皮類の時代に存在した皮骨《ひこつ》で覆われるようになります。頭蓋骨と頸部に存在する筋肉は、すべて心臓と同じ呼吸用の内臓平滑筋に由来します。

第一鰓弓に由来する下顎軟骨も、原始哺乳動物（たとえば有袋類のオポッサム）の段階で縮小し、耳小骨《じしょうこつ》の一つのつち骨（106頁の図3・3参照）の原器であるメッケル軟骨となり、やがて霊長類の胎児の段階で耳小骨のつち骨へと収斂《しゅうれん》し、代わって下顎軟骨を覆うように皮骨が発生します。哺乳動物の頭蓋骨は、すべて皮骨で覆われています。この皮骨は、歯も含めてすべて隣接する骨や歯と線維関節で接合し、関節周囲の骨髄内では、呼吸運動と咀嚼運動によって頭蓋骨や顎骨が動くたびに骨髄造血が行なわれています。

生命の根源は食と生殖であり、この二つが顔に集約されているので、「顔は生命の根源」といえます。食が口に依存していることはいうまでもないでしょう。

では、生殖はどうでしょうか。一般に哺乳動物の生殖行動の引き金は、嗅覚の一部であるヤコブソン器が担っています。しかし、木に登った霊長類の嗅覚は衰えてしまいました。特にヒトではこの傾向が顕著で、ヒトのオスではヤコブソン器の代わりを視覚が担うようになり、メスの容姿と容貌（顔）が生殖行動の引き金となっています。イスラム社会の成人女性がチャドルで顔を隠すのも、また女性が口紅を塗るなどして化粧をするのも、顔が生殖の効果器官だからでしょう。

ヒトのオスの生殖行動の引き金となるのが視覚主導であるのに対して、メスでは嗅覚や触覚、さらには内臓器官の現われである心が主導するといわれます。一般に、メスは原始型をよく保つようです。

笑いには病を癒す力がある

元来、心の動きと精神活動は別物です。心の動きは内臓腸管感覚に由来し、精神活動は体壁系筋肉感覚に由来します。内臓腸管感覚は、幹脳（脳のうち大脳・小脳を除いた部分）の毛様体を通って大脳辺縁系の内臓脳に入り、情動の源となります。この情動にもとづく体壁系筋肉感覚の計算と思考によって精神神経活動が営まれます。腸管内臓系とその要の内臓脳と体壁系の意識である精神脳とが一体になったもの、つまり肉体と精神と心が一体となったものが表情として表われるのです。

喜怒哀楽を表わす顔が呼吸筋肉である鰓腸に由来するので、陽の呼吸である笑いは、顔と腹・胸・肛門の筋肉を使います。このとき、エラ関連の器官である脳下垂体や副腎も喜んで陽の反応をして活性化されます。したがって笑いには病を癒《いや》す力があります。これに対して悲嘆は陰の呼吸であり、胸をかきむしったり、断腸の思いに腹をよじったりしますが、これによって副腎は血行不良に陥り、病気を呼び込むことになります。

顔の筋肉は皮膚に付着する皮筋肉から成っており、内臓の呼吸筋に由来するので、顔は内臓が露出している部分といえます。したがって、皮筋肉には毛細血管がはりめぐらされています。血管には、自律神経（交感神経と副交感神経）と筋肉が付随しており、恐怖に直面した場合には血管が収縮して血の気が失われ、筋肉もこわばって顔が引きつります。

病気のときに顔色が悪くなるのは、顔の皮筋肉が内臓の呼吸筋に由来しているからです。内臓の細胞呼吸が阻害されて生じるのが、慢性疲労に始まるわけのわからない免疫病ですから、顔色の悪さは、内臓筋肉細胞の酸欠状態を表わしているのです。顔色が良好で血色がよく、元気はつらつとしてピカピカに輝いている顔は、内臓と体壁系のすべての細胞呼吸のエネルギー代謝（メタボリズム）が順調で、すべての内臓細胞と体壁系細胞が生命エネルギーに満ち、生きる歓びにあふれた状態を表わしているのです。

顔の筋肉のルーツはサメのエラの筋肉

顔の表層を覆っている筋肉を総称して表情筋といいます。表情筋は、咀嚼筋や嚥下筋、発声筋とともに、サメの鰓弓筋《おうもんきん》という内臓平滑筋に由来しますが、哺乳動物のヒトでは表情筋となって意志で動かせる横紋筋に変容しています。

額には頭《とう》筋、鼻の付け根には鼻根《びこん》筋、眼の周りには皺眉《しゅうび》筋と眼輪《がんりん》筋、鼻には鼻《び》筋と鼻中《びちゅう》隔下制《かくかせい》筋、耳には外耳介《がいじかい》筋があります。特筆すべきは頬から口の周りにかけての筋肉（口筋）で、大頬骨《だいきょうこつ》筋、小頬骨筋、笑《しょう》筋、上唇挙《じょうしんきょ》筋、上唇鼻翼挙《じょうしんびよくきょ》筋、口輪《こうりん》筋、口角挙《こうかくきょ》筋、口《こう》角下制筋《かくかせい》、下唇下制筋、オトガイ筋というように、多種多様な筋肉が存在しています。これらの筋肉を収縮させることで、表情を変えることができるのです。

表情筋の筋力が衰えるとシワができたり、眼元や口元がたるんだりします。しゃべるときに口の形をさまざまに変えているのも表情筋です。口がよく回らずにはっきり発音できないのは、表情筋が衰えているからです。

表情筋の衰えの原因は、加齢だけではありません。口呼吸の癖をもっていると、唇がたるみ、締まりのない口元になってしまいます。表情筋はすべてエラの呼吸筋に由来しているので、外呼吸の誤り、つまり口呼吸によって顔の表情筋がすべて緩んでしまい、ふぬけた顔になってしまうのです。使わない筋肉が衰えるのは、体の他の部分の筋肉と同じです。最近の若い人には、鼻の穴を広げることができない人が多いようですが、これも鼻で呼吸をしていないからです。

表情筋は、脳神経のうちの顔面神経に支配されています。顔にこれだけ多くの筋肉が存在しているので、顔面神経も縦横に走っています。したがって、表情筋を衰えさせないように顔の運動をすることは、美容や発音のためだけでなく、脳を刺激することにもつながります。そして、誰でも毎日行なう機会があるのが咀嚼と鼻呼吸による表情筋活性運動です。

2　眼の構造と涙

角膜は上皮から直接酸素を取り込む

視覚器官である眼、聴覚・平衡器官である耳、嗅覚器官である鼻、味覚器官である舌、触覚器官である皮膚からなる感覚器官のすべては、脳が飛び出した器官です。これらのうちで最も多くの情報を収集しているのが視覚器官である眼です。直径二五〜三〇㎜の球形をした眼球は、頭蓋骨の眼窩《がんか》という穴におさまっており、外膜・脈絡膜・網膜の三層の壁で囲まれています。壁の中には、透明な眼房水、水晶体（レンズ）、そしてゼリー状の硝子体《しょうしたい》が入っています。

外膜は、外から見える透明な角膜と、それ以外の厚くて白っぽいコラーゲン線維の強膜（白眼の部分）からなっています。角膜は上皮・角膜実質・内皮の三層になっています。上皮は角膜実質を守るバリアであるとともに、外気から直接酸素を取り込み、血液の流れていない角膜の細胞に酸素を供給しています。内皮は、眼房内の眼房水から栄養と水分を角膜実質に供給しています。

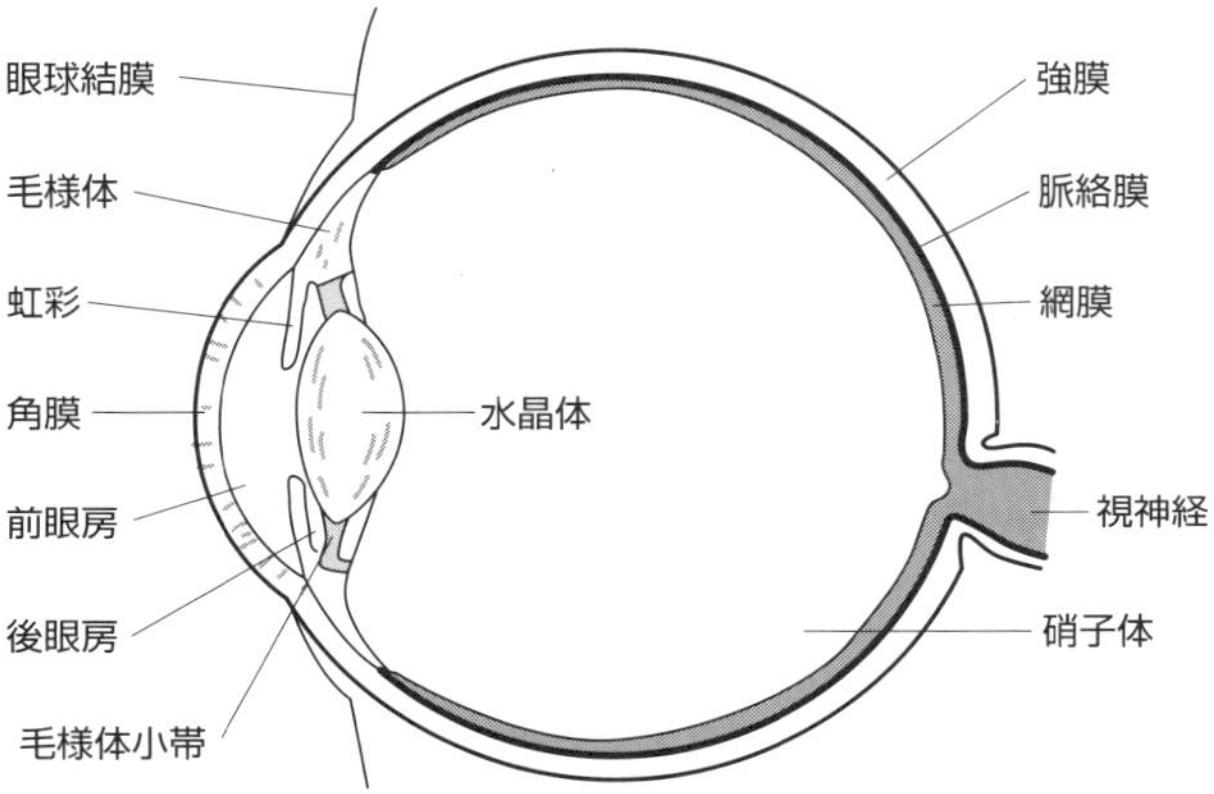

図3・1　眼の構造

角膜は、光を屈折させて網膜上に像が結ばれるのを助ける役目もしています。屈折異常があると水平方向と垂直方向の屈折率が異なって乱視になります。

脈絡膜には、神経と眼球全体に栄養と酸素を提供する多くの血管が走っています。脈絡膜の前方部分は、毛様体と虹彩《こうさい》になっています。毛様体は先端の毛様体小帯を介して水晶体とつながっており、水晶体の厚さを調節します。虹彩の中央部には瞳孔《どうこう》が開いており、眼に入ってくる光の量を調節します。

毛様体には三叉神経の枝の鼻毛様体神経が入っています。眼は咀嚼器を司る三叉神経とともに発生したものであり、眼も咀嚼と呼吸を行なう鰓腸の付属器官なのです。

角膜と水晶体の間に前眼房というスペースがあり、毛様体の血管から分泌される眼房水で満たされています。この分泌機能が阻害され、眼圧が上がってチクチクするのが緑内障です。ちなみに白内障は、水晶体の代謝障害で水晶体全体が白濁し、視力が落ちる病気です。

網膜の表面には一億以上の視細胞（光受容細胞）がびっしり並んでいます。視細胞には、色（波長）を感知する錐体《すいたい》と明暗を感知する桿体《かんたい》があり、外界から入ってきた視覚情報を信号に変えています。変換された信号は、脳神経の一つである視神経を介して大脳新皮質の後頭葉にある視覚中枢に送られ、そこで視覚映像が認識されます。

眼球の周りには六種類もの筋肉があり、これによって上下左右だけでなく、回転運動もできるようになっています。眼球を上下左右に動かす筋肉は、上直筋、内側直筋、外側直筋、下直筋であり、回転させる筋肉は上斜筋と下斜筋で、これらの眼筋を支配しているのは脳神経の動眼神経です。

上下の眼瞼《がんけん》の内側の粘膜を結膜といいます。結膜には瞼板腺《けんばんせん》というよく発達した脂腺があり、まぶたを開閉するたびに脂質を分泌して角膜を保護しています。

脈絡膜、強膜、毛様体、虹彩、前眼房、角膜、水晶体、網膜、結膜、涙腺《るいせん》、瞼板腺のすべては、血液から直接・間接に栄養を受けているので、口呼吸と冷たいもの中毒による免疫病患者は、バイ菌に汚染された白血球によってこれらの部分に細胞内感染を起こし、散瘤腫《さんりゅうしゅ》、麦瘤腫《ばくりゅうしゅ》、涙腺炎、虹彩炎、緑内障、白内障、円錐角膜などを発症し、ときには網膜症などになり、失明することもあります（序章の症例を参照）。シェーグレン症は、これらの感染で涙腺と唾液腺が涸れて、眼・口・皮膚が乾燥する病気です。

眼は脳の一部が飛び出たものなので、眼の輝きから脳の活性度を知ることができます。生命の歓びと希望を感じているときには眼はランランと輝いています。これは、脳と内臓腸管系筋肉の細胞が活性化されると細胞内のエネルギー代謝を担うミトコンドリアが活性化されてエネルギーの渦を回転させ、内臓脳（大脳辺縁系）と体壁脳（大脳新皮質）のニューロンが光を放つためです。

涙は血液からつくられる

涙を分泌している涙腺《るいせん》は、上まぶたの外側の眼窩にあります。涙の原料は血液です。つまり、涙腺内の毛細血管から取り入れた血液から血球を取り除いて液体成分だけにしたものが涙なのです。涙腺でつくられた涙は、涙腺から出ている六～一二本の小導管（排出管）を通って角膜の表面に排出され、常に角膜に適度な潤いを与えるとともに、酸素と栄養を供給す

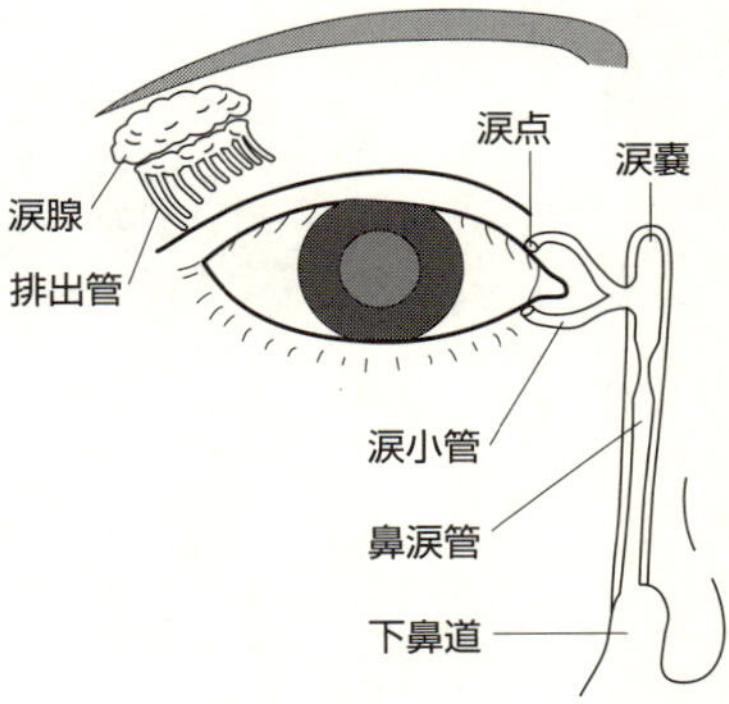

図3・2　涙の経路

るほか、殺菌・洗浄作用もしています。

これらの仕事を終えた涙は、涙点から涙小管を経由して涙嚢に入り、さらに鼻涙管を通って下鼻道（111頁の図3・4参照）に至ります。下鼻道では吸い込んだ空気に湿り気を与える役目もしています。涙の分泌量は、通常は一日に二〜三ccとされています。泣くと眼から涙があふれるのは、鼻涙管では処理できずにオーバーフローするからです。

3　聴覚・平衡器官としての耳

耳も呼吸器に由来する

複雑な形をしている耳たぶ（耳介《じかい》）は、原始型サメのエラのヒダが集まったものです。一番目の鰓孔が耳孔となり、鰓孔のヒダが六つ集まって耳たぶになったのです。したがって聴

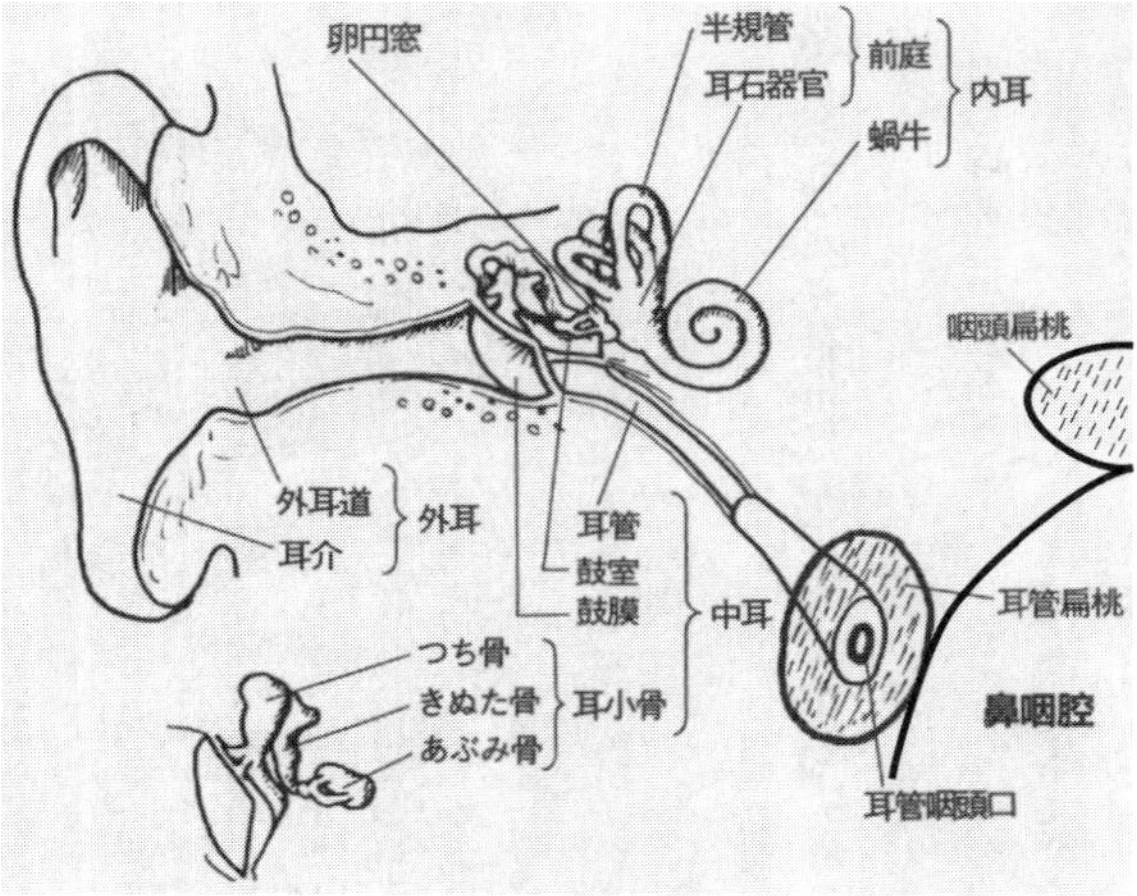

図3・3　耳の構造

覚・平衡器官は外呼吸器の一部です。

耳たぶで集められた音は、外耳管を通って中耳の鼓膜を振動させます。鼓膜の振動は、鎖状につながった「つち骨」「きぬた骨」「あぶみ骨」からなる耳小骨によって大きすぎる振動を小さくし、小さすぎる振動を大きくして内耳の蝸牛《かぎゅう》（うずまき管）に伝えます。耳小骨と蝸牛を結ぶ筋肉は、原始型サメの第一鰓弓のエラの軟骨と、エラの呼吸筋に由来します。

蝸牛の内部には音波を感知するたくさんの有毛細胞が詰まっています。個々の有毛細胞は特定の音にしか反応せず、蝸牛の入口付近の有毛細胞は高い音に、奥に行くほど低い音に反応するように並んでいます。

それぞれの有毛細胞は、感知した音を電気信号に変換し、内耳神経を介して大脳に伝えられ、音として認知されます。

内耳は鼻腔とつながっている

聴覚器官の内耳は、音というエネルギー（質量のない物質）を聞く機能のほか、体に対する重力エネルギーの作用に対応してバランスを保つ平衡器官の役割を担っています。そのための器官が内耳前庭で、三半規管と耳石《じせき》器官からなっています。三半規管は体の回転方向を感知する器官で、それぞれ別の方向を向いた三つの半円形の管（前後回転を感じる後半規管、横回転を感じる前半規管、軸回転を感じる外半規管）が組み合わさったものです。管はリンパ液で満たされており、各管の根元の膨らんだ部分に生えている繊毛がリンパ液の動きをとらえて脳に情報を送ります。

三つの半規管が交わる部分には、リンパ液で満たされて繊毛が生えている二つの嚢状の器官があります。体の左右の傾きを感じる卵形嚢と、上下の傾きを感じる球形嚢です。それぞれの嚢の上には耳石という炭酸カルシウムの結晶が載っており、頭の動きに連動して動きます。この動きが繊毛を刺激し、その情報が前庭神経を介して大脳に伝えられます。大脳はこれらの情報を分析処理し、運動神経を介して体のバランスを保つように指令を出します。

ところで、飛行機や高速エレベーターに乗っているときに耳がツーンとなって音がよく聞こえなくなることがあります。周囲の気圧が急激に変化したために、鼓膜の内側と外側に気圧差が生じ、気圧の低いほうに鼓膜が引っ張られるためです。こんな場合には、口を大きく動かして咀嚼運動をして唾液を飲み込んだりすると治ります。

これは、鼓膜の内側の空間（鼓室《こしつ》）と鼻咽頭をつないでいる耳管が、あくびのように口を大きく開けたり唾液を飲み込んだりすることで開き、そこを通って鼓室に鼻咽腔の外気が送り込まれて気圧差が解消されるからです。

この耳管と外耳道は原始脊椎動物の鰓孔に由来するので、内耳も呼吸器が変容したものということになります。その証拠に、三つの耳小骨のうち最も重要なつち骨は、第一鰓弓軟骨が変容したものです。

上顎も下顎も、もともとは第一鰓弓由来の内臓系の骨格で、呼吸器の一部です。聴覚・平衡器は、哺乳動物では下顎の左右の関節部に位置しています。左右の三半規管は、下顎の位置を常時水平に保つジャイロコンパスの働きをしています（182頁も参照）。

内耳は下顎骨の支点となる側頭骨のなかにあり、周囲を大きな骨で囲まれていますが、その骨はすべて含気性でハチの巣状になっているので、乳突蜂巣《にゅうとつほうそう》と呼ばれています。ここも鼻腔とつながっていて空気が入っていますから、口呼吸をして鼻を使わないと耳までもダメージを受けてしまいます。耳鳴りや難聴、メニエールのめまいは、口呼吸で鼻がダメージを受け、耳管扁桃がやられ、内耳が障害されたときの症状なのです。

耳に生じる手足口病もある

口呼吸と冷たいもの中毒で、しばしば顔や首、手や足に痒疹《ようしん》やアトピーが出る人がいます。これは、口呼吸によって喉の扁桃から侵入したバイ菌が、エラ呼吸のシステムに由来する顔や手足に病巣をつくるからです。これを手足口病ということもあります。

手足口病には、皮膚炎で耳たぶがくずれ、耳だれのようなリンパ浸出液が出るケースもあります。なかには、耳アカの積もった外耳道にニキビのような皮膚炎が生じ、その炎症が鼓膜に波及して真珠腫《しんじゅしゅ》という病気を発症する場合があります。

なお、この皮膚炎には、鼻呼吸への矯正と、喉と鼻のうがいの励行と、太陽光療法（第5章参照）によって完治した症例がたくさんあります。

4　鼻の構造と機能

空気は鼻腔と副鼻腔で温められ加湿される

鼻の穴（鼻孔）の入口には鼻毛が生えています。鼻毛は空気を浄化するためにあると思われていますが、こんなに太い毛では空気を浄化することはできません。その一方で、イヌやネコにあるヴィブリセ（剛毛）という長い感覚用のヒゲが、ヒトやサルにはありません。イヌやネコには鼻毛がないので、おそらく霊長類ではヴィブリセが鼻孔に入ったのでしょう。

鼻の内側の空間を鼻腔といい、骨と軟骨腔を介して喉頭に至ります。鼻腔は、最上鼻甲介、上鼻甲介、中鼻甲介、下鼻甲介によって、上鼻道、中鼻道、下鼻道の三層構造になっています（図3・4参照）。上鼻道は吸気の通り道です。呼気は中・下鼻道を通って排出されます。

嗅覚の嗅神経は脳ができる過程で最も初期に発生した古い内臓感覚器官の神経で、唯一、錐体交差せず、左脳は左、右脳は右の鼻腔の上鼻甲介に分布しています。匂いをかぐにはこの上鼻甲介まで空気を吸い上げる必要がありますが、口呼吸の習癖があると、とうてい上鼻甲介まで空気が届かないので、匂いがわからなくなります。かつて、口呼吸の習癖を鼻呼吸

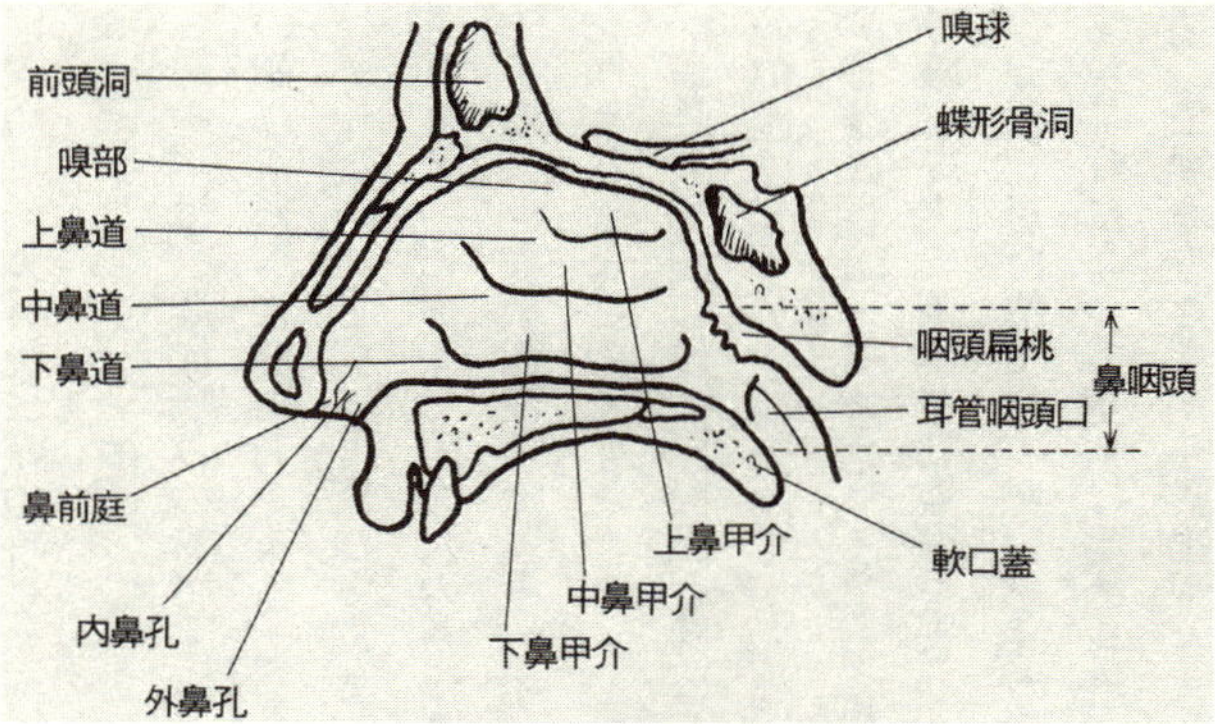

図3・4　鼻の構造

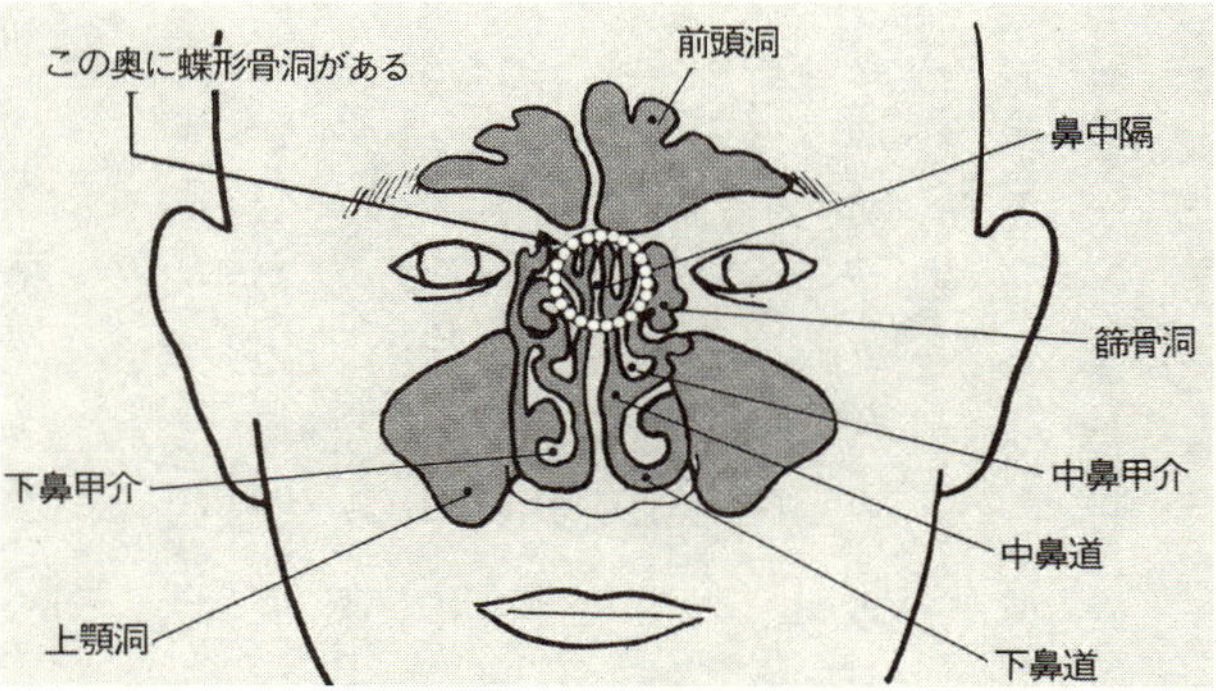

図3・5　副鼻腔の構造

に改め、一カ月後に花の香りが復活して幼い頃の記憶がよみがえり、「まるで悪夢から醒《さ》めたようだ」と喜んだ女子中学生がいました。

鼻中隔は、片側噛みの癖でも噛む側に歪みます。また、うつ伏せ寝の癖があると、枕が鼻の頭にあたる程度の力で歪んでしまいます。これが鼻中隔彎曲《わんきょく》症で、従来は手術で治していましたが、すぐに再発してしまいました。原因である片側噛みや寝相を正さないからです。もともと力によって歪んだのだから、治すのにも力を使えば簡単に治るのです。

このような機能性の疾患を治すには、原因となっている力を取り除き、矯正する方向へ力を加えればよいのです。

鼻腔の周囲には、副鼻腔と呼ばれる骨でできた四対の大きな腔洞《くうどう》があります。副鼻腔はその位置によって、前頭洞、上顎洞、蝶形骨洞《ちょうけいこつ》、篩骨《しこつ》洞と呼ばれ、鼻腔の左右に対になっています（図3・5参照）。鼻腔と副鼻腔の表面はかなりの広さがあり、すべてが繊毛をもつ呼吸粘膜上皮細胞と粘液腺をもつ上皮で覆われています。

正しい鼻呼吸では、吸い込まれた空気が渦を巻きながら四対の副鼻腔のすべてを通過します。これによって空気は温められ、浄化されるのです。また、排出される呼気もこの腔洞を通って渦を巻きながら排出されます。

粘液腺から分泌される粘液は、ホコリ、細菌、ウイルスなどをとらえ、繊毛で鼻孔または喉の方向に運びます。鼻孔へ運ばれるのが鼻汁、喉側へ運ばれるのが痰《たん》です。気管支もまた粘液腺をもつ上皮と繊毛上皮で覆われており、やはり同じように浄化作用が働き、痰として体外に吐き出されます。

鼻腔と副鼻腔をつなぐ副鼻腔孔はとても小さい穴なので、風邪やアレルギーなどで粘膜が腫れるとすぐに詰まってしまいます。副鼻腔から粘液を排出できなくなると副鼻腔に炎症が生じ、やがて副鼻腔炎（蓄膿症《ちくのうしょう》）になることがあります。この原因も多くは口呼吸です。

鼻孔から鼻腔・副鼻腔に入った空気は、気管に入る前に浄化されるだけでなく、三〇～三七度に温められると同時に、ほぼ一〇〇％加湿されて肺に送られます。肺は鰓腸の呼吸粘膜が変化したものなので、肺胞の呼吸粘膜は入ってくる空気が一〇〇％加湿されていないとうまく呼吸できないのです。加湿できない口呼吸を続けていると、それだけで喘息や間質性肺炎になってしまうことさえあります。

常に鼻に空気を通していないと鼻腔と副鼻腔のいたるところで粘液の分泌がとどこおり、粘膜が乾燥してカサブタのようにこびりついてしまいます。ラマルクの用不用の法則どおり、使わなければダメージを受けます。つまり空気を通さなければ正常に機能しなくなってしまうのです。すると、乾燥した粘膜にバイ菌が繁殖して肥厚性《ひこうせい》鼻炎（鼻腔粘膜が炎症を起こして分厚くなる病気）などを引き起こして鼻の不調が生じます。

原始型サメのエラ呼吸内臓筋は、哺乳動物では表情筋・咀嚼筋・舌筋・嚥下筋・耳小骨筋・声帯になっています。哺乳動物は呼吸時に表情筋で鼻翼を広げて横隔膜呼吸をします。脊椎動物五億年の進化の結果、いくら鼻翼の呼吸筋を動かしても、呼吸器のエラを離れた筋肉ではまったく呼吸できませんが、筋肉だけは動くのです。ヒトでは、ときどきこれらの筋肉のすべてを使って痙攣するような発作的な呼吸をすることがあります。その陽の呼吸が大笑いで、陰の呼吸が悲嘆です。また、あくびは酸素不足で起こり、くしゃみは鼻の寒冷刺激で起こり、しゃっくりは横隔膜の痙攣で起こります。これらが起こるときは、顔と口と呼吸器がいっせいに連動します。

ところが、口呼吸が習癖となっている人はこのような横隔膜呼吸が苦手で、顔の表情筋がたるみ、ふぬけた顔になります。臨終の際には、多くの場合、鼻翼呼吸（鼻翼を動かして肺呼吸の代用をする）をしてこの世を去ります。死に臨んで、つかの間に古生代のエラ呼吸の名残が再現されるのです。

退化した鼻中隔のフェロモン受容体

嗅覚は、原初から動物にとって最も不可欠な行動であるエサの獲得と生殖のパイロット役を果たしてきました。固着性のムカシホヤも現在のマボヤも、海水中の酸素とエサ、そして生殖細胞を嗅覚で探知しています。動き回れるようになっても、エサと生殖場所を嗅覚で探します。嗅覚によって獲得したエサを消化すると、余った栄養を次世代の生命の素である生殖細胞に変えて子孫を残すのです。高等動物は有性生殖なので、嗅覚を使って配偶者を見つけます。

動物の鼻中隔には、ヤコブソン器または鋤鼻器《じょびき》というフェロモン受容器があり、これによって生殖行動の引き金が引かれます。ヒトの場合、胎児には鋤鼻器がありますが、生まれてくるときには退化してしまいます。

匂いをキャッチするのは、鼻腔の上部にある嗅粘膜の嗅細胞から伸びている繊毛（「嗅《きゅう》毛《もう》」と呼ばれる）です。この嗅毛によってキャッチされた匂い分子は、嗅細胞において電気信号（神経インパルス）に変換され、嗅神経によって大脳底部の嗅球を経由して大脳皮質の嗅覚野に伝わり、匂いとして認識されます。

嗅神経は、脳神経のうちで最も古い内臓神経であり、迷走神経が支配する生命の要の内臓器官（咽頭、喉頭、脳下垂体、胸腺、性腺、気管支、肺、食道、心臓、胃、腸、腎臓、副腎、生殖器など）と連携しています。毒ガスによって瞬時に死ぬのは、肺で吸収されるのと同時に鼻から脳を直撃されるからです。

嗅覚の能力は、嗅粘膜の広さと嗅細胞の数によって決まります。イヌの嗅覚が鋭いのは、イヌの嗅粘膜にはヒダが多く、ヒトの嗅粘膜（五cm^2前後）の一〇〜五〇倍あることと、数層になっている嗅細胞の数がヒトの四〇〇〜五〇〇倍あるからです。

5 口腔の構造と機能

腸管の入口としての口腔の構造

顔にある眼と耳、および触覚は、腸管のために光や音や圧力や重力といったエネルギーを感知し、鼻と舌もやはり腸管のために気体や液体の化学物質を感知します。口は腸管系とその付属器の脳下垂体・副腎系のために、主に質量のある栄養のほかを取り入れる装置であるとともに、毒物や細菌などの侵入口にもなります。

医学では、口唇《こうしん》（クチビル）、頬、口蓋、上下の顎、歯、口腔底（舌の下方）の部分を口

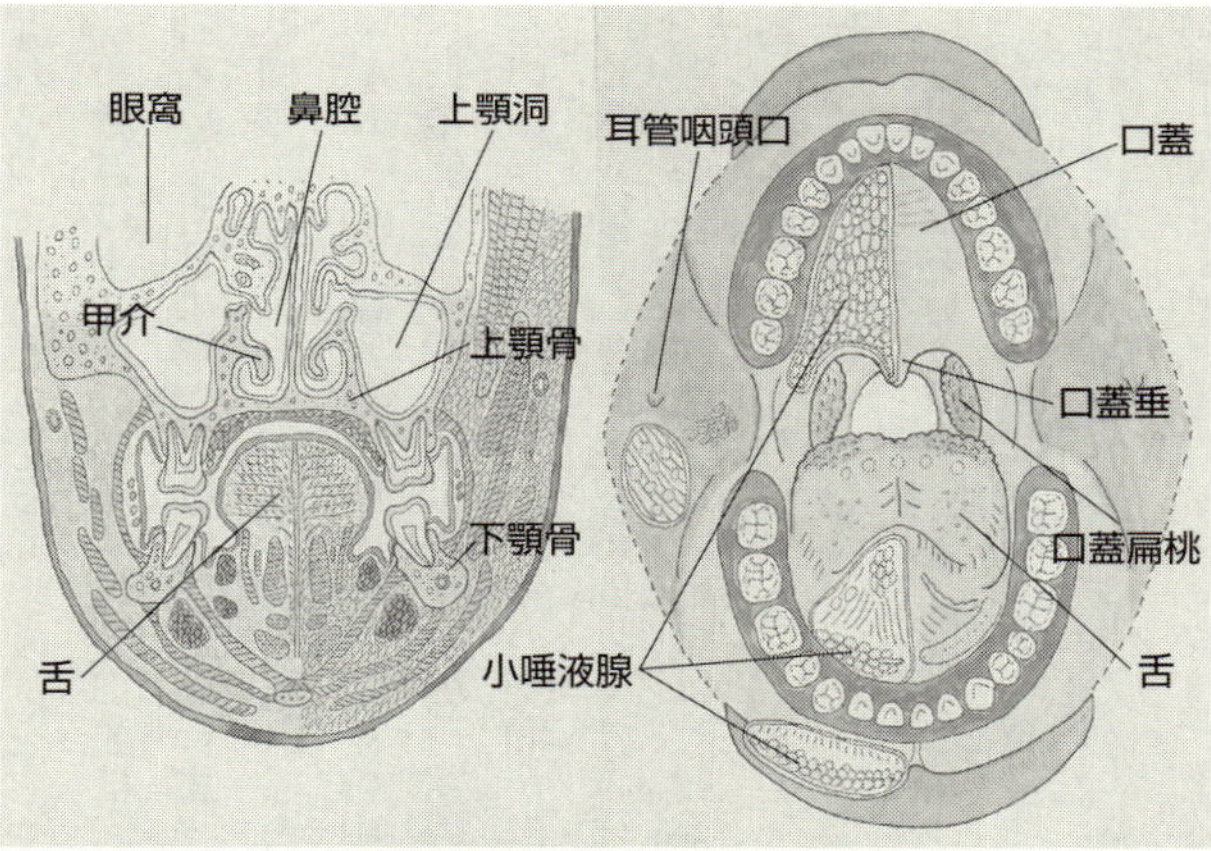

図３・６　内臓頭蓋の断面図（左）と口腔の構造（右）

腔と呼んでいます。口腔の奥の口蓋扁桃部との境を口峡といい、その奥が咽頭で、喉頭と食道へとつながります。歯と舌と顎と口蓋は口腔の「構え」と「つくり」ということになります。なお、口腔の本来の読みは「こうこう」ですが、医学分野では慣用として「こうくう」と読みます。

口唇は乳を吸うために発達した筋性のヒダで、哺乳動物の特徴のひとつです。口唇の複雑な動きは、周囲の表情筋によるものです。口唇が赤いのは、普通の皮膚の真皮と違って角化していないために、発達している毛細血管が透けて見えるためです。口唇は、肛門まで続く一本の管（消化管）の入口にあたり、口腔に異物が入るのを防いだり、食べ物がこぼれるのを防いだりする弁の役割をもっています。

一般には上顎《うわあご》といわれている口蓋は、口腔と鼻腔の隔壁です。口蓋の前部三分の二は口蓋骨という骨性の壁で、硬口蓋といいます。後部三分の一は筋性の壁で、軟口蓋といいます。軟口蓋は、食べ物が口から食道に入るときに鼻腔への道を塞ぎます。

軟口蓋の後部を口蓋帆といい、その中央から口蓋垂（ノドチンコ）が垂れ下がっています。口蓋帆から下向きに前後二本の弓状のヒダが伸びているのが口蓋舌弓と口蓋咽頭弓で、左右の口蓋咽頭弓に囲まれた狭い空間が口峡です。

口蓋舌弓と口蓋咽頭弓の間のくぼみには楕円形の「口蓋扁桃」が埋まっています。これが一般にいう扁桃腺ですが、扁桃は腺組織ではなくリンパ組織であり、白血球の造血器官でもあって「腺」ではありません。

「舌乳頭」という鋭敏な感覚装置

舌は、舌筋群と呼ばれる、よく発達した筋肉の塊です。従来、舌筋群は体壁系骨格筋の横紋筋に由来するとされていましたが、顔と口と舌と喉を形づくるすべての筋肉は心臓と同じ呼吸内臓筋に由来しているのです。

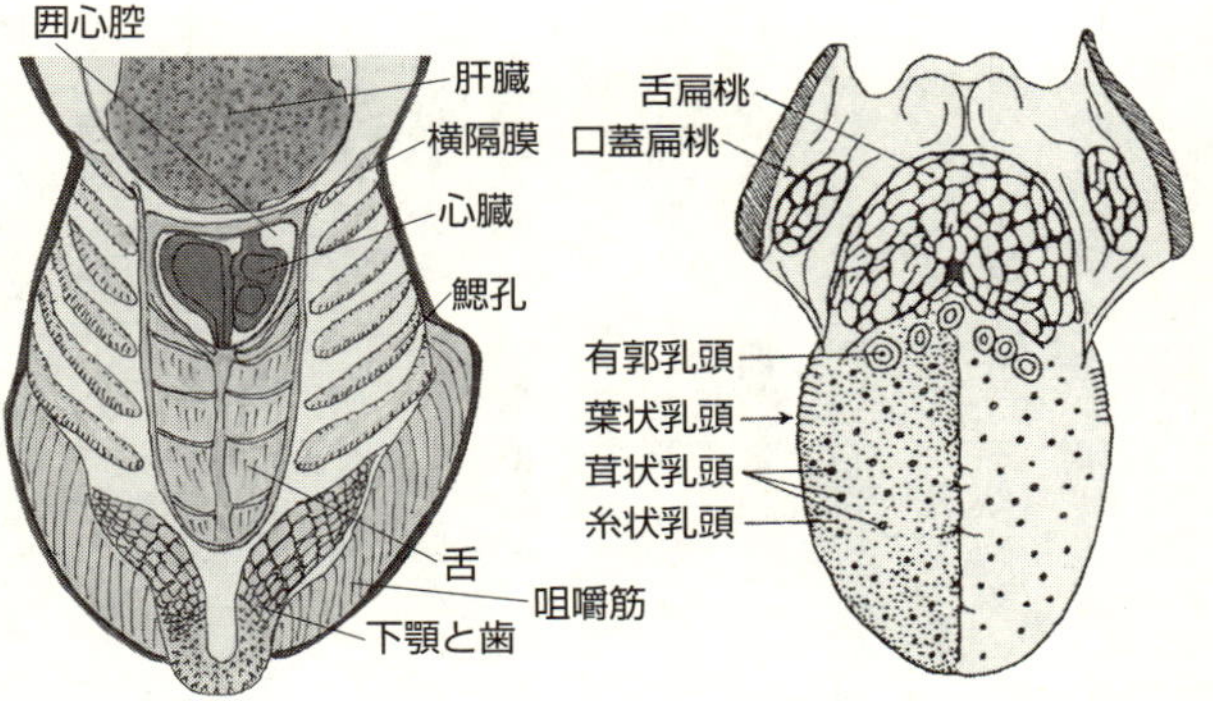

図3・7　ネコザメの舌（左）とヒトの舌（右）の構造

舌筋群は、舌の内部の内舌筋と、それを外部とつなぐ外舌筋に分けられます。内舌筋は、上下・左右・前後の方向に走る筋線維が入り組んでおり、それらが協調して収縮することで舌の形を微妙に変化させています。

舌の先端を舌尖《ぜっせん》といい、V字型の分界溝によって前の部分の舌体と奥の部分の舌根《ぜっこん》に分けられます。舌根には多くのリンパ小節（舌扁桃）が分布しており、粘膜の表面はデコボコしています。舌の上面（舌背《ぜつはい》）の表面には舌乳頭という突起物が分布しています。舌乳頭には、糸状《しじょう》乳頭、茸状《じじょう》乳頭、有郭《ゆうかく》乳頭、葉状《ようじょう》乳頭の四種類があります（図3・7参照）。

糸状乳頭は舌背の全面に分布しており、乳頭の上皮（重層扁平上皮）は角化しています。舌背が白いビロードのように見えるのはこのためです。これには食べ物を舐《な》め取りやすくするとともに、感覚装置として舌の感覚を鋭くする機能があります。舌乳頭につながっているたくさんの神経が、糸状乳頭の微妙な接触感覚を感知するのです。

白い糸状乳頭の間のところどころに赤く見えるのが、キノコのような形をした茸状乳頭です。やはり舌背に広く分布していますが、数では糸状乳頭にははるかに及びません。赤く見えるのは、先端が角化していないために血液が透けて見えるからです。

有郭乳頭は、分界溝の前に十数個並んでいる大きな乳頭です。その名のとおり、直径二㎜前後の平らな丘が深い溝を隔てて郭《かく》に囲まれています。溝の底には唾液腺の一種であるエブネル腺の開口部があり、その分泌物が味蕾《みらい》を刺激した物質を分解・洗浄します。これによって、常に新しい刺激を感受できるのです。

葉状乳頭は、舌体後部の縁の部分に数条のヒダが分布している乳頭です。有郭乳頭と同様に多くの味蕾があり、やはり乳頭の間にエブネル腺の開口部があります。

個々の乳頭の側面には、多くの味蕾が並んでいます。味蕾が特に多いのは、有郭乳頭、葉状乳頭、茸状乳頭です。味蕾の入口を味孔《みこう》といい、そこには微絨毛《びじゅうもう》という細い突起がありま す。唾液に溶け出した食べ物の味成分は、この微絨毛によって味蕾に取り込まれ、味の受容体である味細胞から神経によって延髄を経由し、大脳の味覚野に達します。味覚情報は、二種類の神経によって脳に伝達されます。舌の前部三分の二の味覚は、三叉神経の枝と顔面神経の枝が統合した鼓索《こさく》神経が担当し、後部三分の一は舌咽神経が担当しています。

味覚は食べ物の温度によって感度が異なり、摂氏一〇～四〇度のときに最も感度がよいとされています。また、甘味は温度が高いほうが強く、辛味（しょっぱさ）は温度が低いほうが強く感じられます。

「舌筋は横紋筋由来」という定説の誤り

先ほど述べたように、従来、舌の筋肉は体壁系骨格筋の横紋筋に由来するとされ、大脳新皮質によって支配されている筋肉であって、腸管の呼吸用内臓筋とは由来の異なる筋肉である、とされていました。

しかし、筆者は進化学の研究（系統発生と個体発生の研究）を通して、舌筋が従来の体壁系の横紋筋に由来するという学説を覆《くつがえ》し、エラを動かす呼吸内臓平滑筋に由来することを、原始脊椎動物のサメと哺乳動物の胎児を解剖することによって、世界で初めて検証しました。その成果を紹介しましょう。

従来、脊椎動物の基本体制が完成した原始脊椎動物であるサメの鰓器《さいき》および鰓腸筋（呼吸筋肉）がどのようになっているかを詳細に解き明かす解剖図は存在しませんでした。筆者はこれを明らかにするために、生きている化石といわれる円口類の中でも最古の体制を保っているヌタウナギの鰓嚢《さいのう》（エラの裂け目を形成する器官）を麻酔下で解剖しました。すると、鰓嚢は心臓のようにグニャグニャと動いていたのです。そして、七番目の鰓腺が左右合体して心臓となっていました。さらには、大きな舌筋もありました。ヤツメウナギでは、この舌に軟骨が存在し、エラは硬骨魚類型をしています。この舌の筋肉と軟骨（エラ骨）でエラを動かすのです。

軟骨魚類では、爬虫類の祖となるドチザメと、哺乳動物の祖となるネコザメの鰓器を解剖しました。ともにエラの軟骨は脊椎軟骨に関節でつながっていて、鰓弓として弧を描いて口腔底につながり、顎の後方の外側から口腔内で頭側に上がって舌を形成し、舌背部で左右の鰓弓軟骨が合体しています。舌は、この鰓弓を扇の竹骨のように開閉してエラを動かす呼吸用の鰓腸筋でできているのです。

サメの舌の形は哺乳動物とよく似ていますが、舌自体は鰓弓軟骨で固定されていて動きません。舌の尾側の囲心腔《いしんくう》内に心臓が存在し、横隔膜が囲心腔底を形成しています。

第一鰓弓が上下顎をつくるから、上下顎を動かす筋肉も鰓腸の内臓平滑筋です。ドチザメでは咀嚼筋の発達が悪く、舌も扁平で心臓も小さいのですが、ネコザメでは咀嚼筋が哺乳動物ほどに発達し、舌も分厚く、心臓が極端に大きくなっています。これは、ネコザメがサザエやエビを丸かじりしているからです（図３・７参照）。

脊椎動物の第二革命の上陸劇では、ネコザメの肺がこの囲心腔内に発生し、哺乳動物型爬虫類が誕生するのです。ドチザメが上陸すると肺は囲心腔をかすめて腹側まで伸びます。したがって爬虫類では横隔膜が肺の働きに関与しないので、肺の効率が悪いのです。

このように、舌筋と心筋は、ともに呼吸内臓筋に由来するのです。サメの呼吸筋は、動きにくいサメの舌の中に潜んでいたわけです。哺乳動物の舌筋や表情筋を組織培養すると、初めにチッチッと筋肉線維が自動的に動くので、心筋と由来が同じであることがわかります。

唾液は一日にビール二本分も分泌される

唾液は、上顎の第二大臼歯と向き合う頬粘膜に開口部をもつ耳下腺と、舌の下面の口腔底との境目に共通の開口部をもつ舌下腺と顎下腺から主に分泌されますが、口腔粘膜にある小唾液腺からも分泌されます。唾液の分泌は舌咽神経の枝によってコントロールされています。

唾液の分泌量は、一日に一〜一・五ℓにも及びます。唾液の成分の九九％は水分で、ほかに電解質、粘液、そして何種類かの酵素が少量含まれています。空腹時に食べ物を見ると、粘り気の少ない唾液を大量に分泌し、食物を湿らせて咀嚼しやすくするとともに、嚥下を容易にします。嘔吐しそうになると苦味のある唾液が大量に分泌されますが、これは、嘔吐物を食道に戻さないためと、口から吐き出しやすくするためです。

唾液にはα‐アミラーゼなどの消化酵素が含まれていてデンプンを麦芽糖に分解しますが、この作用はごく弱いものです。その他の唾液の役割は、口のなかの洗浄と抗菌・殺菌、解毒、歯の再石灰化、pHを一定に保って歯のう蝕（虫歯）を予防することです。

唾液に関連する病気

唾液の分泌量が減ってしまうとドライマウス（口腔内乾燥症や唾液分泌減少症）になります。症状が軽い段階では口腔内がネバネバし、洗浄、抗菌・殺菌機能が低下して虫歯や歯垢《しこう》（プラーク）、舌苔《ぜったい》が増え、味覚が衰え、口臭が出ます。症状が進むと口臭が強くなり、唇や舌の表面がひび割れ、摂食障害や発音障害などの症状が出ます。ドライマウスの原因のほとんどは口呼吸です。その他のドライマウスの原因としては、アイスクリームなどの冷たい飲食物を好む「冷たいもの中毒」、そして糖尿病や腎疾患などの全身疾患、自律神経失調症、甲状腺機能障害などのほか、降圧剤、利尿剤、向精神薬などの副作用があります。

口呼吸では、咽喉の扁桃リンパ組織（白血球造血器）が乾燥して雑菌がはびこり、白血球が大量のバイ菌を抱えてリンパ流を経由して血液に入り、白血球が運び屋となって鼻腔や唾液腺にバイ菌をばらまきます。こうしてバイ菌に汚染されると鼻汁と唾液が涸《か》れてしまいます。症状が軽い場合ならば、口呼吸を鼻呼吸に変えるだけで解消します。

なお、ほかのあらゆる機能と同様に、年をとると唾液腺の機能も衰えて分泌量は減少します。特に女性の場合には、閉経によるホルモン分泌の関係でドライマウスになることがありますが、これも鼻呼吸に変えることで症状を軽くすることができます。

ドライマウスはしばしばドライアイを合併します。これは、口呼吸で扁桃から多量のバイ菌が白血球に抱えられて体中をめぐり、涙腺、唾液腺、皮下組織の分泌腺の細胞内感染を起こし、分泌腺が涸れるためです。

唾液にはカルシウムがたくさん含まれているので、これが歯の表面のバイ菌に沈着すると歯垢になります。歯垢はバイ菌と唾液の共同作業で生じる生物の石灰化です。歯垢のできやすい人は、歯の脱灰（石灰質が溶けること）で起こる虫歯になりにくいとされています。唾液に含まれるカルシウムが少ないと、歯が食べ物の酸で溶けてしまいます。たとえば舌癌の放射線治療で唾液が涸れると、歯は短期間でダメージを受けてしまいます。

唾液腺そのものの病変による唾液減少症としては、慢性唾液腺炎があります。これも口呼吸が原因で、唾液腺や鼻腔、皮下組織がバイ菌で汚染されて生じる病気です。慢性唾液腺炎は、数カ月から数年かけて痛みなしに唾液腺が腫脹《しゅちょう》して硬くなりますが、自覚症状がないので気づきにくい病気です。涙腺と唾液腺を標的とする自己免疫疾患とされているシェーグレン症候群も、口呼吸が原因で扁桃部がバイ菌に感染し、これによって汚染された白血球が唾液腺や涙腺や汗腺に雑菌をばらまくことによって生じる疾患です。したがって、口呼吸を鼻呼吸に改め、低体温を三七度にすればわけなく治せます。

口臭の原因

歯周病で歯肉から膿《うみ》が出るようになると、唾液に膿が混ざって腐敗臭のある口臭を発します。また、口呼吸で唾液が涸れてドライマウスになると、ひどい口臭になります。食べ物の栄養によって繁殖したバイ菌が、ネバネバになった唾液のなかで腐敗臭を発するからです。

また、ヒトは加熱調理した食品を食べるので、野生の哺乳動物に比べ、口腔内に極端に多くの細菌が常在しています。これが口腔内と鼻腔内の扁桃組織（128頁の図3・8、129頁の図3・9参照）に多量のバイ菌を供給します。口呼吸の習癖によってこれらの扁桃にバイ菌が巣くうと、口臭や鼻臭の原因になります。

その他、内臓性の口臭もあります。これは腸内の腐敗ガスが腸管粘膜上皮から血管内に吸収され、これが肺から呼気とともに排出されて鼻腔や口腔で臭気を発するものです。この場合には、腸管内をビフィドゥス因子（ビフィドゥス菌培養液の抽出液で、アルベックス、ラックルなどがある）で整え、常に内臓腸管筋肉を活性化することで解消できます。

なお、歯磨き剤を使わずに水だけで歯を磨くと、独特の不快な口臭を発することがあり、ニンニクなどを食べると不快な臭いが歯や舌粘膜の表面に付着して口臭の原因になります。

6　喉の構造と機能

疾病の出発点となる扁桃リンパ輪

一般に喉といわれる部分は、医学的には咽頭と呼ばれます。咽頭は、鼻腔・口腔から食道に至る約一二cmの管で、解剖学的には上咽頭、中咽頭、下咽頭に分かれています。上咽頭は、

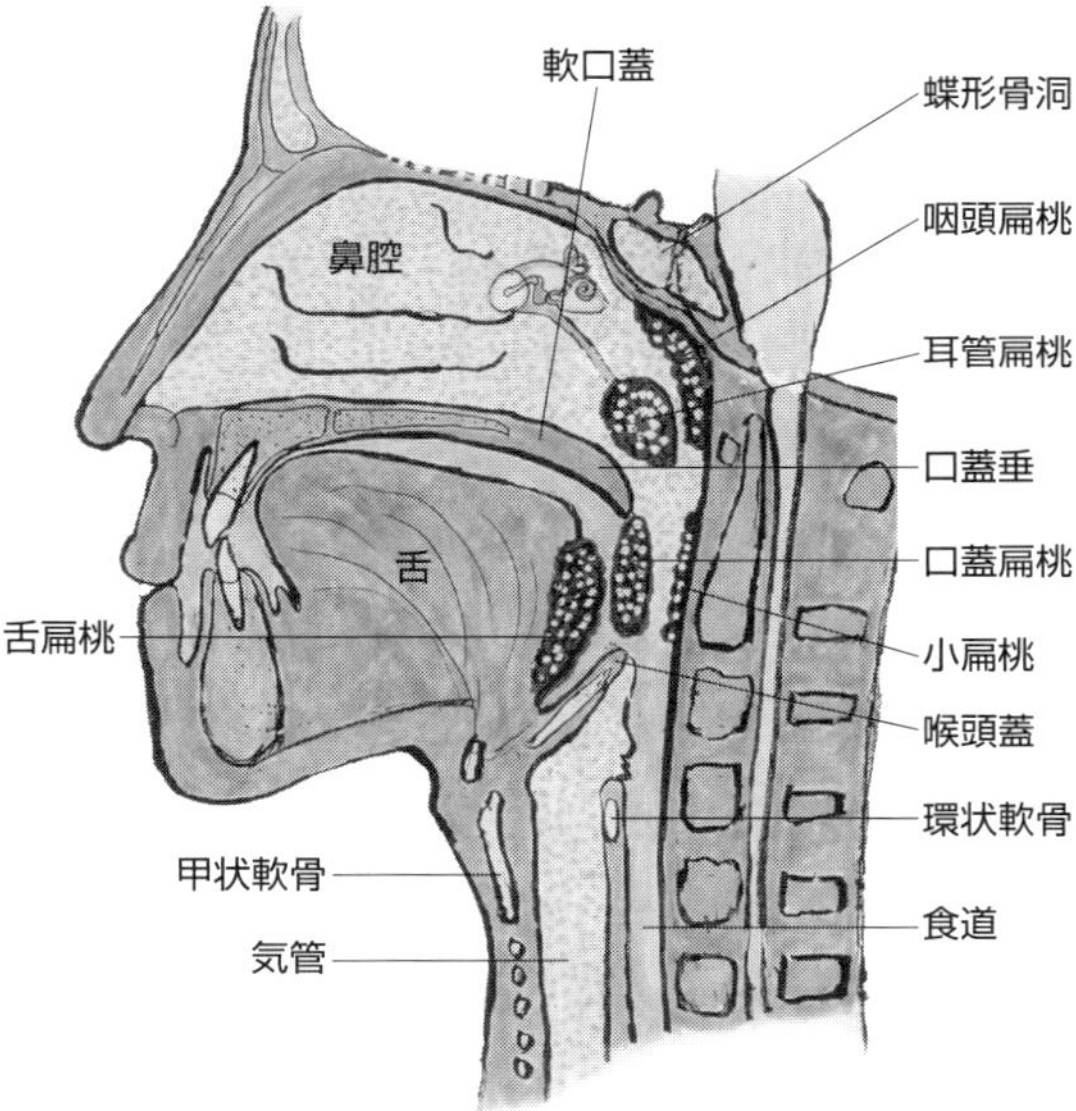

図３・８　喉の構造

鼻腔に続く口蓋よりも上の部分で、鼻咽腔あるいは咽頭鼻腔部ともいわれます。

口蓋垂の裏側に咽頭扁桃（アデノイド）があります。咽頭扁桃は三〜五歳で最大となり、一〇歳頃から退縮を始め、大人になると目立たなくなります。口呼吸では感染によって咽頭扁桃が肥大し、鼻や耳や喉などに慢性の炎症を引き起こします。これが咽頭扁桃増殖症で、アデノイドともいいます。咽頭扁桃増殖症になると、いびきや睡眠時無呼吸症候群、あるいは慢性の鼻炎や副鼻腔炎（蓄膿症）

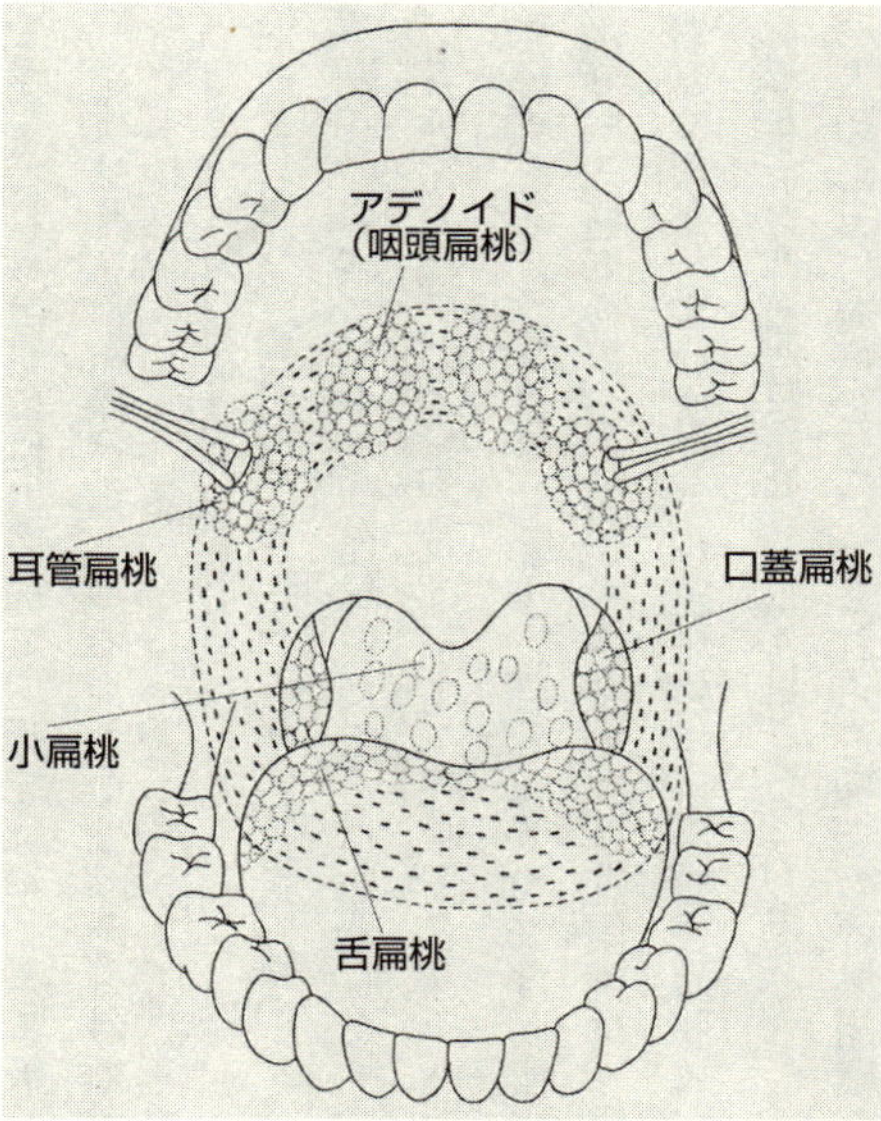

図３・９　扁桃リンパ輪

を引き起こします。

また、耳管咽頭口の近くに耳管扁桃があり、ここが風邪や口呼吸で感染すると、耳鳴り、めまい、中耳炎、難聴などになることもあります。こうなると鼻詰まりのためにますます鼻呼吸ができなくなり、口呼吸の習癖が助長され、悪循環に陥ります。

よくアデノイドの切除手術が行なわれますが、口呼吸をしなければアデノイドは腫れません。免疫に関わる重要な器官なので、口呼吸を鼻呼吸に改めて自然に退縮するのを待つのが賢明です。

中咽頭は、口を大きく開けると見える部分で、咽頭口腔部ともいい、口腔の後壁を形成します。中咽頭は、食べ物と空気の共通の通り道です。このように食べ物の通り道と空気の通り道が分けられていないことがヒトの大きな特徴であり、このことが人類だけに口呼吸を可能にしているのです。

中咽頭にある扁桃は口蓋扁桃と舌扁桃で、風邪などで炎症が起きると、咽頭炎や扁桃炎になります。形がそれぞれアーモンドに似ているので、その和名の「扁桃」と名づけられたのです。これらは腸扁桃の一種で、腸ではパイエル板と呼ばれています。

扁桃はリンパ組織が集まって大きくなったもので、すでに書いたように、咽頭扁桃、耳管扁桃、口蓋扁桃、舌扁桃、小扁桃の五種類で扁桃リンパ輪を形成しています（図3・9参照）。これらの扁桃は、もともと原始脊椎動物のサメの第一鰓器から第五鰓器の造血器である鰓腺の名残で、今も白血球をつくる造血器官です。

五種類の扁桃のそれぞれは、エラ呼吸器と深く関わる器官とつながっており、それらは生命活動にとって本質的に重要な器官ばかりです。咽頭扁桃は、鰓器由来の内臓脳の最重要器官である脳下垂体と直結しています。耳管扁桃は、鰓器由来の内耳の聴覚器・平衡器・耳石器とつながっています。口蓋扁桃は、副腎と腎臓につながり、舌扁桃は胸腺・甲状腺・頸洞（頸動脈にある血圧調節センサー）とつながっています。

人類のみに発達しているこれら五種類の扁桃組織が、太古の原始魚類の鰓腺に由来することを一五〇年前にワルダイエルが発見したときに、彼は「ヒトのすべての病的現象はここから始まる」と述べています。しかし、今では筆者の研究により、冷たいものの飲食が原因となり、この五種類以外の腸扁桃のリンパ組織（パイエル板のM細胞）によっても病的現象が発生することが明らかになっています。

扁桃は生体防衛機構のひとつで、腸管関連リンパ組織（GALT）と呼ばれています。バイ菌や有害物や抗原をパイエル板のM細胞から白血球内に取り込み、この白血球内でIgA抗体をつくります。

下咽頭は、咽頭喉頭部ともいわれ、気道と食道が分かれる部分で、炎症が慢性化しやすい部分です。また、魚の小骨などの異物がひっかかったり、嚥下障害が起きたりするのもこの部分です。なお、喉頭の粘膜は咳反射が発達しており、異物が侵入すると激しく咳き込んで、異物を排出しようとします。これも防衛機能のひとつです。

口呼吸では、この咽頭喉頭部から鼻咽腔、鼻腔の扁桃リンパ組織が感染し、この感染が食道に波及して喉が締めつけられるような感じがします。これは、いわゆる更年期障害といわれる症状のひとつで、しばしば脳下垂体・副腎系も感染し、さらに体調が悪くなることがあります。

気道と食道の切り換えシステム

喉頭は、咽頭と気管の間の部分をいいます。喉頭は、甲状軟骨や環状軟骨などの軟骨に囲まれています。甲状軟骨が「喉仏《のどぼとけ》」です。喉頭の大きな機能は、食べ物と空気の通路の切り換えと、声帯を震わせて声を出すことです。

食べ物を飲み込むときには、軟口蓋が上がって鼻腔と咽頭の間を遮断すると同時に、喉頭蓋が気管への道をふさぎます。呼吸をするときには、軟口蓋が下がり、喉頭蓋が舌にくっついて気管への道が開かれます。

誤嚥《ごえん》は、気管への道が完全にふさがらない場合に起きます。お年寄りでは気管への道が完全にふさがらず、食べ物や唾液などが気管に入りやすくなります。餅のように粘着性のある食べ物が喉頭蓋のあたりにへばりつくと窒息することがあります。この場合には、鼻をつまんでおいて、電気掃除機のパイプを口に当てて吸引すると取り除くことができます。二～三分以内にすればほとんど問題ないので、落ち着いて対処しましょう。

高齢者の直接の死因で最も多いのは、老人性肺炎です。嚥下反射（物を飲み込むために無意識に行なわれている反射作用）が低下している高齢者では、口や鼻、喉の細菌が唾液とともに気管支や肺に入り込んで肺炎になることが多いのです。これも睡眠中の口呼吸が原因です。また、最近、高齢者を中心に増えだした胃食道逆流症（逆流性食道炎ともいい、胃液が食道に逆流して胸やけや胸痛を伴う病気）によって、胃液が気管支や肺まで入り込んで老人性肺炎に至るケースもかなりあるようです。

声帯は、喉頭の内腔の筋肉が盛り上がったヒダです。左右のヒダの間を声門といい、呼吸するときには開いており、声を出すときにはピッタリ閉じられます。声門の開閉は、喉頭の軟骨の間にある喉頭筋の伸縮によって行なわれます。

脳からの「声を出せ」という指令が、迷走神経から枝分かれした反回《はんかい》神経によって喉頭筋に伝わると、喉頭筋が伸びて声帯を収縮させ、声門を閉じます。これによって、閉じ込められて圧力を増した空気が、声門外に吹き出るときに声帯が震えて音が出ます。その振動数は、一秒間に一〇〇〜三〇〇回の小刻みなものです。これは単なる音に過ぎませんが、これが舌と頰、口蓋と口唇の複雑な動きによって言葉になるのです。ささやき声は声門が開かれている状態の声です。

ご存知のように、音の高低は振動数（周波数）によって決まります。女性の声が男性の声よりも高いのは、声帯の長さが男性よりも少し短くて振動しやすいからです。

ヒト以外の哺乳動物では、鼻腔と気管が直接つながっているので常に鼻呼吸が保障されていますが、食道が狭いので丸呑みはできません。

前章でも述べたように、ヒトも生まれたときには鼻腔と気管が直接つながっているのですが、生後一年ほどで鼻腔と気管が離れてしまい、ヒト独特の喉頭の構造が完成するのです。口から空気を出すことで言葉を発するようになったために、気管が喉頭部で短縮したのです。

7　顔と口の神経

神経系の発生過程

これまでにも折に触れて神経について言及してきましたが、ここで整理しておきます。神経はすべて筋肉を動かすシステムであり、「神経なくして筋肉はなく、筋肉なくして神経なし」です。神経と筋肉組織は一体のものなのです。

神経には、脳と脊髄からなる中枢神経と、脳や脊髄と体の各部分をつなぐ末梢神経があります。末梢神経には、感覚神経と運動神経、内臓や血管などをコントロールしている自律神経（交感神経と副交感神経）があります。このうち交感神経と運動神経は、脊椎動物の第二革命の上陸劇に対応して発生したものです。

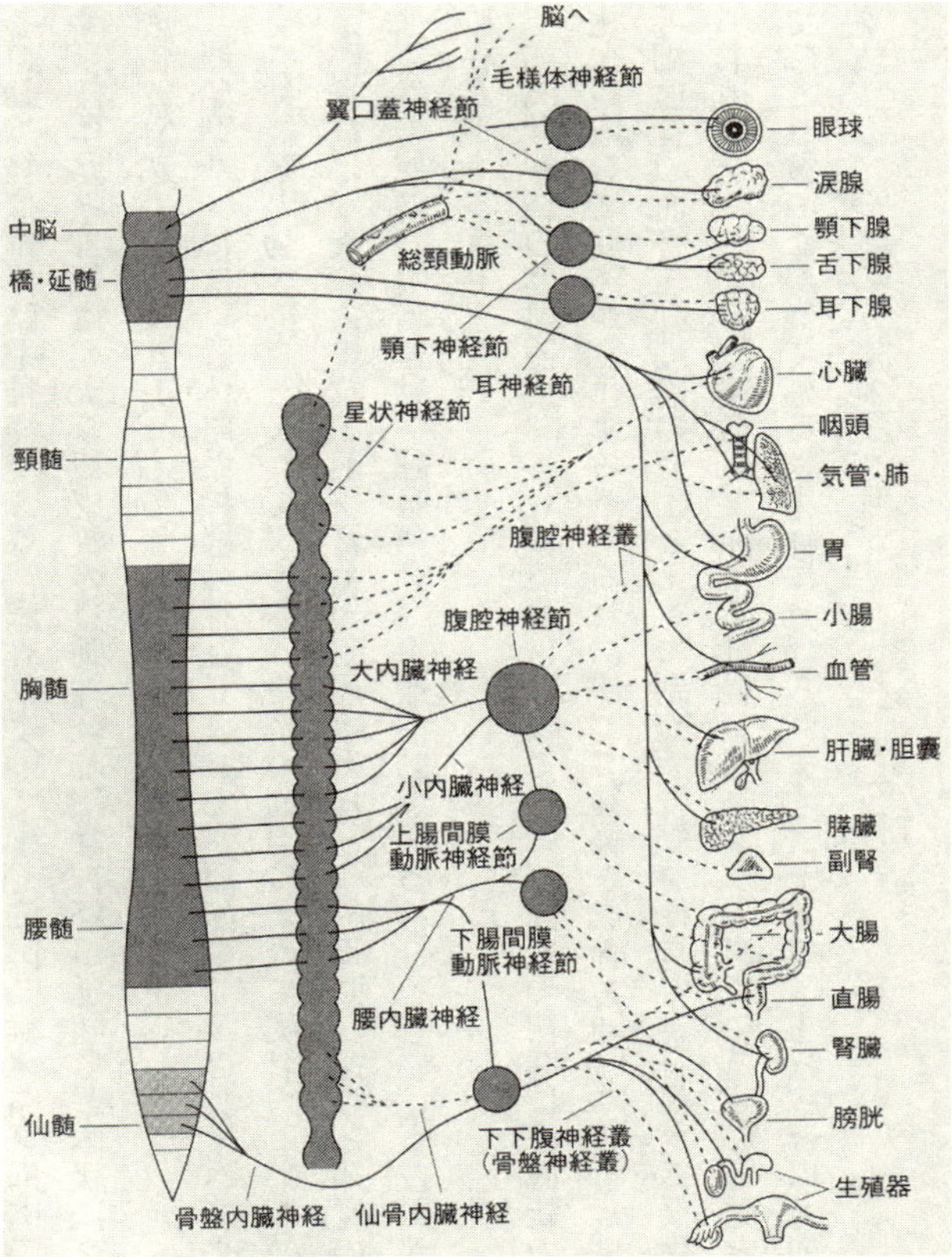

図３・10　交感神経系（実線）と副交感神経系（点線）

運動神経は錐体路系神経であり、意志によって動く筋肉（錐体路系筋肉）を支配していま
す。錐体路系神経は、大脳新皮質の運動神経と知覚神経が延髄で錐体状に交差しているので、左脳が体の右側を支配し、右脳が左側を支配します。

原始型サメには、錐体路系神経は存在しません。原始型サメは、すべて平滑筋の動きと副交感神経系の動きにしたがって、錐体外路系の筋肉によって反射的に動くのです。錐体外路系の神経は、大脳古皮質・旧皮質や大脳辺縁系などの内臓脳の運動と知覚の神経で、ヒトでは姿勢の保持、咀嚼運動、呼吸運動、生殖活動を司る神経系をいい、左脳が体の左側を、右脳が右側を支配します。

筋肉は神経の効果器官であり機能器官なので、系統発生の初期には機能つまり動き方の変化に対応して筋肉が変化すると、これに伴って神経も血管も同時に発生します。交感神経は毛細血管の血管運動筋肉の発生とともに副交感神経を伴って神経節から発生します。

末梢神経は感覚器や臓器を支配する神経で、脊髄から出ている脊髄神経と、延髄を経由して脳と直接つながっている脳神経に分けられます。そして、主に顔と口と内臓の知覚と運動を支配しているのが脳神経です。

一二対の脳神経とそれぞれの役割

脳神経は一二対あり、神経が脳と接続している部位の順に番号（一般にローマ数字の大文字で表記される）が付されています。

Ⅰ嗅神経　知覚性神経で、嗅覚情報を感受します。発生学的には最も古い神経系で、迷走神経が支配する多くの器官と連携しています。ヒト以外の動物は摂食と生殖を嗅覚に頼っているために嗅神経が高度に発達していますが、ヒトではその役割が視神経に移っています。

Ⅱ視神経　知覚性神経で、視覚情報を感受します。視覚情報は約一億三〇〇〇万の受容体を持つ網膜で前処理されてから脳に伝えられます。視神経が眼から出るところには受容体がないので、その部分が「盲点（斑）」です。

Ⅲ動眼神経　運動性神経で、眼球の運動のほか、上瞼《まぶた》を上げて眼を開く、毛様体でレンズの厚さを調節してピントを合わせる、瞳孔を収縮させてレンズに入る光の量を調節する、といった運動を支配しています。なお、Ⅳ滑車神経とⅥ外転神経も眼球の動きに関与しています。

Ⅳ滑車神経　運動性神経で、眼球を鼻の方向や下向きに動かす上斜筋を動かすことで、眼球の運動を支配しています。

Ⅴ三叉神経　知覚性・運動性の混合神経で、眼神経、上顎神経、下顎神経の三つの神経に分かれるので三叉神経と呼ばれています。脳神経の中で最大の神経で、生命活動で最も重要な摂食・咀嚼を担当する運動性と知覚性の混合神経です。知覚性の神経線維は頭部の大部分に分布しており、皮膚感覚情報を感受します。運動性の神経線維は、咀嚼筋や顎舌骨筋などを支配して、咀嚼に関与しています。もともとは鰓腸呼吸筋神経に由来します。

Ⅵ外転神経　運動性神経で、眼球を外側に向ける外側直筋を支配しています。

Ⅶ顔面神経　知覚性・運動性の混合神経で、顔面に分布していて表情筋の運動を支配しています。もとは鰓腸呼吸筋神経に由来します。顔面神経の枝と三叉神経の枝が統合した鼓索神経は、舌の前部三分の二の味覚を支配しています。

Ⅷ内耳神経　知覚性神経で、聴覚を感受する蝸牛神経と、平衡感覚を支配する前庭神経で構成されています。前庭神経核から外眼筋を支配する神経核に入る神経線維は、頭が傾いたときに眼球を傾きと反対方向に動かして、視線を元と同じ方向に向ける働きをしています。

Ⅸ舌咽神経　知覚性・運動性の混合神経で、知覚、運動、味覚の混合神経で、咽頭の運動と感覚、および舌の後部三分の一の味覚を支配しています。

Ⅹ迷走神経　知覚性・運動性の混合神経で、消化管の主要部分、つまり頸部から横行結腸の三分の一までのほとんどの内臓筋肉運動神経と知覚神経が迷走神経です。また、心拍数のコントロール、胃腸の蠕動《ぜんどう》運動、発汗なども支配しています。さらには、胸腔内で枝分かれした反回神経が上行し、咽頭や喉頭を支配しています。

Ⅺ副神経　知覚性・運動性の混合神経で、首や肩の筋肉を支配する運動神経と知覚神経が迷走神経と合流します。

Ⅻ舌下神経　舌筋と頸部の筋肉を支配する運動神経です。

脳脊髄神経系の細胞内感染が引き起こす病気

原始脊椎動物の脳脊髄神経系には、血管はいっさい入っていません。原始脊椎運動の神経組織は、脳硬膜内に存在するリンパ液である脳脊髄液のみで生きているのです。脳をはじめとする神経細胞は、外胚葉と内胚葉の上皮から筋肉組織と相まって発生するので、上皮細胞のつながった組織と考えるとよく理解できます。腸管表面の上皮筋肉細胞のつながりがまとまって内臓脳を形成し、体表の皮膚筋肉細胞のつながりが体壁脳である大脳新皮質を形成しているのです。

口呼吸や冷たい飲食物で喉や腸が冷えると、M細胞から白血球内にバイ菌やウイルスがとめどなく入り込みます。白血球に抱えられたバイ菌によって腸がただれれば、内臓脳は蕁麻疹のようにただれます。皮膚がただれれば新皮質がただれます。発生の由来を同じくする組織は、器官や臓器の相関性によって同様の細胞内感染を起こすのです。

脊椎動物が上陸して進化すると代謝が飛躍的に増大して筋肉・神経系が発達してもなお血管を寄せつけないのが、真皮細胞や神経細胞の特徴なのです。しかし、脳脊髄神経細胞のエネルギー代謝が数百倍に達すると、脳脊髄神経細胞のミトコンドリアがにわかに血管・神経・筋肉の三つ揃いを誘導するサイトカインを分泌します。これによって、爬虫類の段階で血管運動神経を伴った動脈・静脈が脳に侵入しました。

哺乳動物に至り、脳脊髄神経系の細胞呼吸が原始脊椎動物の細胞呼吸の一〇〇〇倍ほどになると、脳神経細胞のなかに動脈から毛細血管がいきなり侵入するようになります。そして、軟膜腔（クモ膜）内に頸動脈・頸静脈と椎骨動脈が侵入し、硬膜に静脈が発生します。軟膜腔と脳室には、リンパ液からなる脳脊髄液がめぐります。

ところが専門書には、脳脊髄内に存在するかなり多量の髄液は、「頸動脈とともに入り、頸静脈とともに出る」としか記載されていません。脳には、血液脳関門というものがあります。しかしこれは、細胞核とミトコンドリアを失った赤血球と血小板に対する関門であり、リンパ液と白血球に対してはこの関門は存在しないのです。白血球は血管の小孔を自由自在に通過して、脳脊髄液や脳の神経細胞（ニューロン）内に入ることができます。したがって、バイ菌やウイルスに汚染された白血球は、脳のなかを自在にめぐり、ニューロンにバイ菌やウイルスをばらまきます。こうしてニューロンの細胞内感染が起これば容易に脳症を発症して、熱性痙攣、自閉症、てんかん、パーキンソン病、うつ病、分裂病、認知症などを引き起こしたりするのです。

◇ラマルクの「用不用の法則」◇

ラマルクは『動物哲学』(1809年) において、次のような2つの法則を示しています。

第一法則　すべての動物において、ある器官の頻繁で持続的な使用は (発達の限界を超えない限り)、この器官を少しずつ強化・発達させるとともに大きくし、これに比例した威力を付与する。他方、ある器官をまったく使用しないと、この器官はいつの間にか弱まって役に立たなくなり、次第にその力を減じ、ついには消滅する。

第二法則　ある種族が久しい以前より身をおいて生きた状況の影響により、すなわちある器官の優先的な使用の影響およびある部位の恒常的な不使用の影響により、自然が個体に獲得させた、あるいは失わせたあらゆるものは、獲得させた変化が雌雄に共通であるか、新しい個体を生み出したものに共通である限り、自然は生殖によって新しく生まれた個体にこれを付与する。

現在では、第一法則が「用不用の法則」、第二法則が「獲得形質遺伝の法則」と呼ばれています。第二法則は、「用不用の法則」によって獲得された、あるいは消失した形質 (発達した器官や消失した器官) が行動様式を伝えるだけで次の世代に遺伝するというものです。

ラマルクは同書に、「これは絶対不変の法則である。これを否定することができる者は、自ら一度も自然観察を行なったことのない者だけである」と記しています。

第4章
咀嚼と歯と顎

はじめに

顎と口腔は咀嚼を行なう装置です。咀嚼とは、質量のある物質である食べ物を嚙み砕いて消化しやすくする力学的な機械運動のことです。この運動は、顎と歯と、これらを動かす筋肉によって遂行されます。したがって筆者は、顎と歯と咀嚼筋群をまとめて咀嚼機械の「支持機械臓器」と呼んでいます。これらが顔の内臓部分のつくりと構《かま》えを担当しながら咀嚼機械運動をするので、「支持」という言葉を入れてあります。

骨や歯列や筋肉は、機能の偏りにしたがって形や大きさが変化します。一般にこの変化をウォルフの法則（骨の機能適応形態の法則）と呼んでいます。厳密には、筋肉は一定の範囲で使うと引き締まり、歯列は押せば押した方向に、引けば引いた方向に変形し、骨は使えば縮む、というものです。骨格器官のこのような生体力学的特性のために、機能の偏りで体のさまざまな骨格系に「変形症」が発生します。下顎では左右の関節が一体としてつながっているので、片側だけで嚙んでいると両側の顎関節がそれぞれ変形し、機能適応ができなくなって破綻します。これが顎関節症です。普通は非機能側（嚙まない側）に発症します。

咀嚼機械の支持機械臓器には、次のような生体力学的な特徴があります。

● 機械は使い方の誤りや偏りが故障（疾患）の原因となる

- 機械の変形や構造的な欠陥が故障（疾患）をもたらす
- 機能の偏りで機械の骨格がウォルフの法則にしたがって変形する
- 機能の偏りは「口腔とその周辺の習癖」として一括される
- この部分の習癖は連鎖する（筋群が鰓弓《さいきゅう》平滑筋に由来するため）

従来の医学には、このような生体力学が欠落していたので、歯科や耳鼻科や整形外科や形成外科ではこの種の変形症に対する有効な治療法がなかったのです。しかしこれらの特徴を考えれば、よく噛めるようにするための咀嚼器官の治療法を工夫することができます。歯が抜けるのも歯列がゴチャゴチャになるのも、みな変形症の一つのパターンにすぎません。

顔や顎や口腔に限らず、体は骨と筋肉と内臓でできているので、ヒトの体は支持機械でできた内臓を運ぶ乗り物（担体・ヴィークル）です。したがって、顎や歯列や顔の変形症だけでなく、背骨や腰骨、足、腕の変形や機能障害も、使い方の偏りや寝相、座位姿勢、作業姿勢などによって発症することになります。

歯列についていえば、横向き寝、片側噛み、口呼吸によって定形的に歯列不正が生じます。形と構造が荒廃すると、噛むたびに食べ物がはさまったり歯が動揺したりして機能障害が生じ、やがて歯肉の腫脹《しゅちょう》などの感染症にもつながります。

これらを治療する場合、機能的治療法として、生活習慣による機能の偏りをなくすとともに、正しい生活姿勢、鼻呼吸、両側噛み、正しい寝相を励行し、偏りを矯正するための鼻呼吸体操（第5章参照）を行なう必要があります。

歯と顎と口腔は、ヒトが生活するうえで不可欠な器官です。したがってその治療では、できるだけ早く歯列全体を障害なく使えるように回復させることが重要です。そして、常に障害のない状態を保ちつつ、機能を維持しながら習癖を矯正していく必要があります。

二〇歳頃から口呼吸、片側噛み、横向き寝を続けていると、五〇歳頃には咬合《こうごう》が崩壊して噛めなくなってしまいます。すると、背骨が歪んでネコ背、腰痛、膝の痛み、利き腕の腱《けん》鞘炎《しょうえん》になったり、免疫病を発症したりして、身も心もヨレヨレになってしまいます。

1 歯と咀嚼

咀嚼が脳を活性化させる

下顎を動かして咀嚼運動をする筋肉が咀嚼筋です。咀嚼筋には、オトガイ舌筋などの口を開く筋肉と、咬筋などの口を閉じる筋肉があります。これらの咀嚼筋は、脳神経のひとつである三叉神経に支配されています。

咀嚼運動は、必ず鼻呼吸のリズムと合わせて行ないます。哺乳動物は咀嚼しながら呼吸し、呼吸しながら咀嚼し、同時に頭の骨と顔の骨と顎の骨で骨髄造血を行なっています。したがって咀嚼と呼吸運動は、表情筋を刺激すること以上に重要な意味をもっているのです。

咀嚼が行なわれる場所は、いうまでもなく口腔内です。前章で述べたように、口腔内には味覚をはじめとするたくさんの感覚神経が集中しています。口腔は鼻とつながっているので嗅覚も刺激します。咀嚼は唾液の分泌を促します。リズミカルな咀嚼運動は、密度の濃い神経網を介して脳に膨大な情報をもたらすことで脳を刺激し、活性化させます。

第二革命のネコザメ型の原始魚類の上陸劇において、哺乳動物型爬虫類は咀嚼運動による力学変化によって口腔と鼻腔が口蓋で隔てられ、呼吸と摂食の機能が分化しました。陸上の重力に耐えて生命を維持し、子孫を残すには、多くのエネルギーを摂取する必要がありました。そのためには、より多くの餌を効率よく摂取しなければなりません。この摂食行動が顎を発達させ、シコシコ噛むことで歯が釘植歯に変化し、咀嚼システムが完成したのです。

また、餌を獲得していくうちに、視覚（眼）、聴覚（耳）、嗅覚（鼻）といった感覚器官とともに顎口腔と鼻と肺が発達しました。その一方で、筋肉を動かすための情報伝達器官である神経（脳神経）と、筋肉運動を計算して算出する（つまり情報を処理する）脳も著しく発達しました。こうして、摂食行動と咀嚼システムが脳の進化の先導役を果たしたのです。

ヒトの咀嚼システムには、上下の顎骨と顎関節、歯と歯周組織、舌、そして閉口筋（咬筋、側頭筋、内側翼突筋）と開口筋（外側翼突筋、顎舌骨筋、オトガイ舌筋、顎二腹筋）など、多くの器官が関わっています。したがって、何らかの理由で咀嚼能力が低下した場合や、習慣的に充分に咀嚼しないでいると、咀嚼に関わっているこれらの骨や筋肉が衰え、容貌に締まりがなくなってしまいます。つまり摂食・咀嚼運動が脳の活動を大きくリードしているのです。特に最近では、咀嚼と認知症（痴呆症）の関連が指摘され、それを示す研究も報告されています。

岐阜大学の小野塚実《おのづかみのる》らは、高齢者の海馬の活動レベルが咀嚼刺激によって上昇することを、ＭＲＩ（磁気共鳴画像）を用いて解析しました。その結果、咀嚼刺激による脳活動の変化を測定したところ、運動野、体性感覚野、視床、島、小脳の神経活動に増幅が認められました。そして、咀嚼刺激によって高齢者に記憶の向上が見られ、咀嚼が大脳皮質のネットワークに適度な刺激を与えて海馬への情報入力を促進していることを明らかにしました。

また、東京都老人総合研究所が、六五～八四歳までの四〇五人を対象に咀嚼と全身機能の関係を調査したところ、咀嚼能力の高い人は骨のカルシウム量が多く、天然歯（噛むことのできる歯）が多く、開眼片足立ちの時間が長かったとのことです。咀嚼が全身機能に大きく影響していることが明らかにされたわけです。

これらの研究から、咀嚼は単に摂食だけでなく、脳をはじめとする全身の機能を活性化し、老化を防ぐ重要な役割をもっていることがわかります。そして、この重要な咀嚼力を維持するには、歯の健康を保たなければならないのです。

歯の構造

第２章で触れたように、哺乳動物であるヒトの歯は、歯肉（歯茎）から生えている釘植歯であり、食べ物を噛み砕くために実に丈夫にできています。歯肉から出て目で見える部分を歯冠《しかん》といい、その表面は人体で最も硬いエナメル質で覆われています。

歯肉に埋もれて目で見えない部分を歯根といい、その表面はエナメル質ではなく、セメント質で覆われています。エナメル質とセメント質の内側は象牙質でできています。エナメル質も象牙質もセメント質も、硬骨と同じ硬タンパク質のコラーゲンとヒドロキシアパタイトが主成分です。

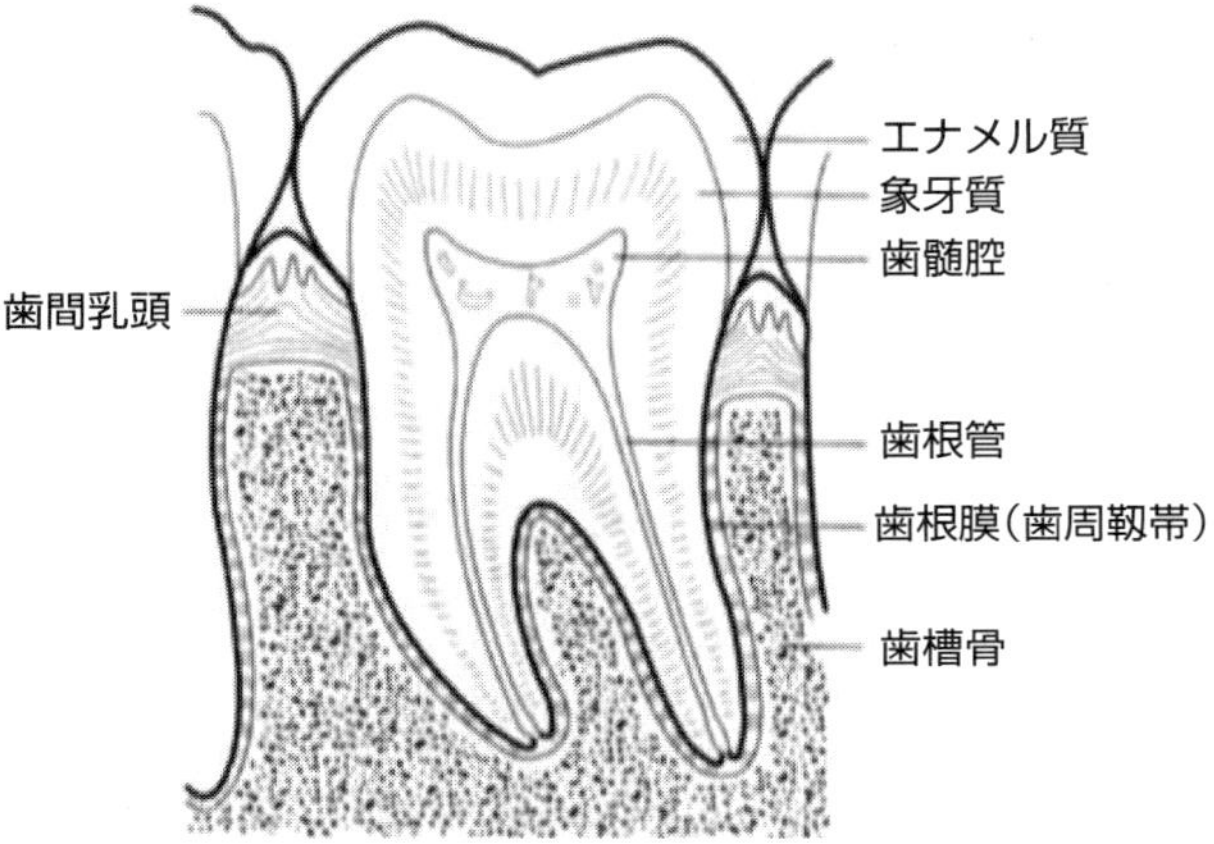

図４・１　釘植歯の構造

象牙質の内腔を歯髄腔といい、多くの神経と血管と間葉細胞の結合組織からなる歯髄が詰まっています。この歯髄腔は歯根管を介して、歯根膜（歯周靭帯《じんたい》）につながっています。歯の土台である歯槽骨の表面も歯根の表面と同様にセメント質で、両者の間を埋めているのが歯根膜です。歯根膜はコラーゲンを主な成分とする厚さ約〇・二㎜の結合組織です。

歯根膜には、おびただしい数の毛細血管のループと、歯髄とつながっている多くの神経線維が分布しており、歯が受けるさまざまな刺激を脳神経の一つである三叉神経を介して脳に伝えています。また、歯根膜は咀嚼によって歯に加わる力を周囲にほぼ均等に分散して和《やわ》らげるクッションの役割も担っています。

哺乳動物の歯は、切歯、犬歯、臼歯の三種類に分けられます。ヒトの永久歯の歯列は、切歯が中切歯（1）と側切歯（2）の二本、犬歯（3）が一本、臼歯が第一小臼歯（4）と第二小臼歯（5）、第一大臼歯（6）と第二大臼歯（7）と第三大臼歯（8）の五本です。カッコ内の番号は略号です。歯科検診のときなどに聞いたことがあると思います。これが左右・上下にあるので合計三二本です。しかし、親知らずとか智歯《ちし》と呼ばれる第三大臼歯が生えそろうのは二四歳前後です。これが四本すべて生えそろわない人もいるし、まったく生えてこない人もいます。

乳歯は生後六カ月から萌出が始まり、二歳半で生えそろいます。顎が充分に発達していない幼児では、永久歯に比べて臼歯が三本少ないので、乳歯の数は合計二〇本です（乳歯の略号はA～E）。乳歯は六歳ごろから永久歯に生え替わり、一一～一二歳ですべて永久歯に替わりますが、永久歯の歯列がほぼ完成するのは、第二大臼歯の歯根の先端の形成が完成する一八歳頃です。

乳臼歯を早く抜いてしまうと、前方へ移動する性質をもつ大臼歯によって萌出するスペースをふさがれてしまうために、乱杭歯《らんぐいば》や八重歯の原因となり、結果的に顎骨の発達も悪くなります。また、乳歯を早く失うと噛めないために、反対側の歯だけを使う片側咀嚼をするようになり、これが長期間続くと顎の非対称や変形症を引き起こします。

乳歯は永久歯と比べて石灰化度が低く、エナメル質と象牙質も薄いので虫歯になりやすくなっています。乳歯を虫歯にしないよう、幼児に対する歯磨き指導を心がけましょう。

歯は鋭敏な感覚器官

眼と歯は、ともに外胚葉上皮と間葉組織の相互作用によって発生します。上皮と間葉組織の相互作用で形成される器官は、すべて感覚器官とみなせます。眼は電磁波動エネルギーである光を感知する感覚器官です。網膜に存在する視神経細胞で光が感受されると、その細胞で電流が発生し、それが脳内の大脳皮質のニューロンに伝達されて視覚として知覚されます。

それでは歯は何を感知しているのでしょうか。実は、食物という質量のある物質を咀嚼したり切断したりするときに生じる力学刺激を感知しているのです。これは、究極的には質量をもつ物質の衝突で生じる力学エネルギーなので、重力作用と深く関わっています。従来の生命科学では、重力をはじめとする力学エネルギーに対する感覚についてほとんど失念していたのです。しかし実際には、生命体を維持している細胞組織は、光という質量をもたないエネルギーと、質量をもつ物質のみが備えている引力や衝突という力学エネルギーを完璧に等価として対応しているのです。

親知らずが生えてヒトの成長は完了する

埋まったまま生えてこない歯のことを埋伏歯《まいふくし》といい、これには数的に過剰な歯と、何らかの理由で永久歯が生え出ることができずに骨の中に留まっているものの二種類があります。たとえば、第一乳臼歯が抜けずに残ってしまい、小臼歯が顎骨の中に水平状態で存在することがしばしばあります。この場合には、いずれ乳歯の根が吸収（溶けること）されて抜け落ち、永久歯が一本足りなくなります。これでは身体的にいろいろ不都合が生じるので、歯肉を開いて歯を取り出して乳歯のところに植えなおすと、歯髄を生かしたまま再植することができます。

智歯（親知らず）が水平埋伏歯や斜めにつかえて半埋伏歯になっているケースがよくあります。かつては埋伏している智歯は抜いてしまうのが普通でした。しかし、埋伏歯があるために下顎の第二臼歯が虫歯で使えなくなったり、智歯の周囲に炎症が起きたりしない限り、抜く必要はまったくありません。

問題なのは、智歯がきれいに生えない人が増えていることです。横向き寝などの体の使い方の習癖によって顎が狭くなり、智歯が顔を出すスペースがないからです。本来ならば、永久歯の歯列が完成した後の二三〜四歳までに智歯が生え、歯の根の部分も完成します。これによって、ヒトは解剖学的に成長が完了するのです。つまり、生後も個体発生が続いており、それが完成してホモサピエンス（知性人）となるのです。その証が智歯（wisdom tooth）です。かつて幼少年期の死亡率が高かった頃、親はわが子の成長具合と健康に細心の注意を払っていました。永久歯が生えそろう頃まで無事に成長すれば抵抗力も強くなり、親もひと安心といったところです。智歯は、そういう時期を過ぎてから生える歯なので、わが国では「親知らず」と呼ぶわけです。

智歯は遅い時期に生えるので、顎の発育状態や生体力学の影響にしたがって生え方が決まります。硬いソバ殻の枕で横向き寝をするだけで、顎がつぶれて歯列弓が細くなり、智歯の生えてくるスペースが不足するのです。

歯列矯正で歯を抜いてはいけない

日本人の歯型と姿勢は、この二〇年間で急激に悪くなっています。この原因は、子育てに次の六つの誤りがあるからです（詳しくは、拙著『赤ちゃんの生命のきまり』言叢社を参照）。

●離乳食の開始が早すぎること（二歳半までは母乳または乳児用ミルクで育てる）
●おしゃぶりを使わせないこと（四、五歳までは使わせるとよい）
●緑便（黄金色の便が理想）
●体温が低くなるような育て方（体を冷やさず、冷たいものを飲食させない）
●早く立たせたり歩かせたりして、充分にハイハイをさせないこと
●硬い枕で横向き寝、うつ伏せ寝などの悪い寝相をさせること

哺乳動物であるヒトの授乳期間は、最短で二年半、最長で五年です。哺乳動物の赤ちゃんの腸は、授乳期間中、母乳のすべてを吸収するようにできています。そのため、ヒトでは五歳までは腸内細菌が吸収されることがあるのです。そのために、早期に母乳（または乳児用ミルク）以外の食べ物を与えると、ビフィドゥス菌が九〇〜九九％を占める赤ちゃんの腸内菌叢《そう》が、大人型の大腸菌叢に移行してしまい、緑便になります。五歳までの乳幼児では、腸内のバイ菌が自動的に白血球に吸収されてしまい、アトピーや脳炎を発症します。手や足を冷やしただけでも、また、パンツや靴下のゴムがきつすぎるだけでも緑便になります。

食べ物をスプーンで与えると、赤ちゃんは口呼吸になり、バイ菌が血液に乗って全身を駆

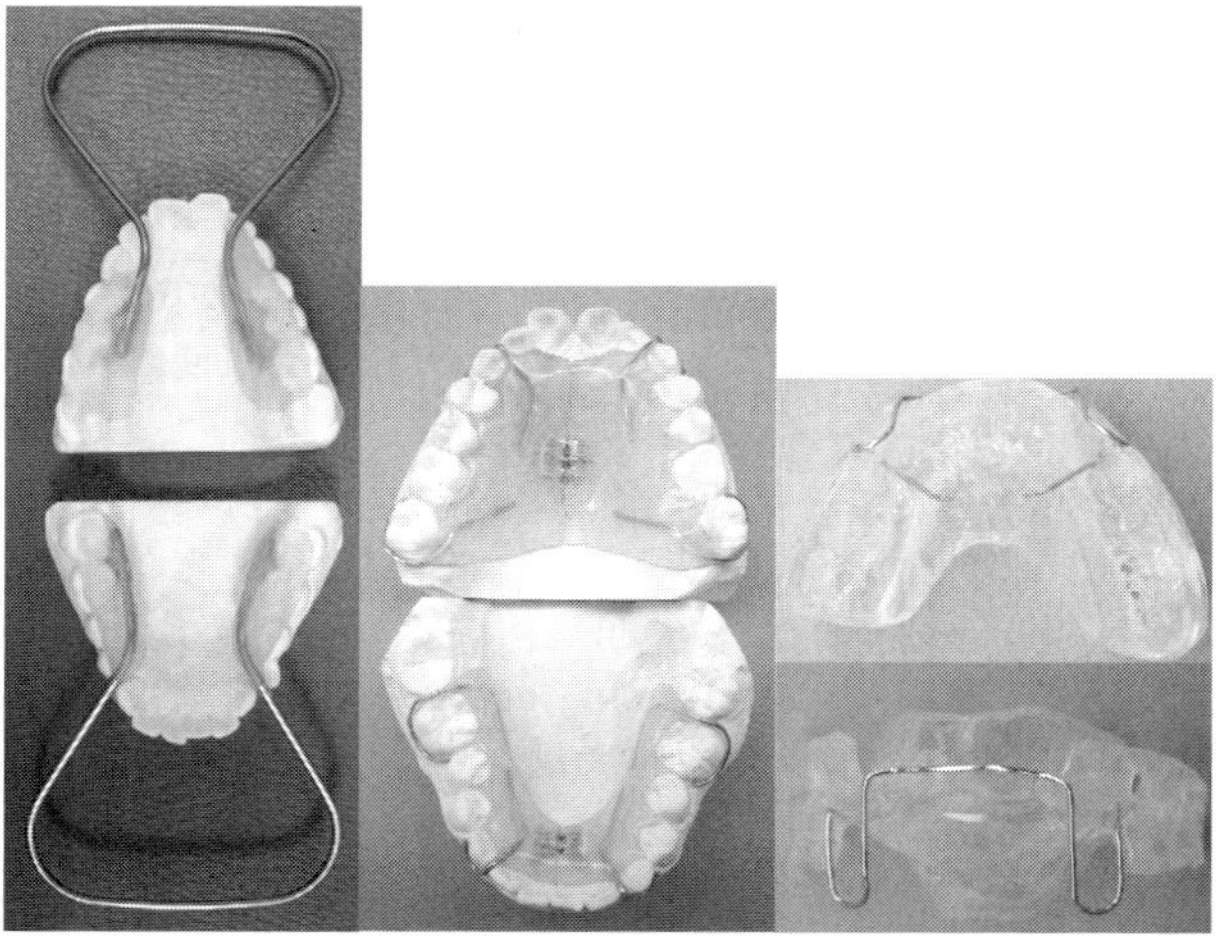

Ωエクスパンション　エクスパンション　アクチベーター

図４・２　歯列矯正器具

けめぐり、細胞呼吸が阻害されて低体温になります。口呼吸の子は癖が連鎖して、片側噛み、横向き寝・うつ伏せ寝の習癖をもって育つので、自分の体重で顔と歯型をつぶし、背骨と骨盤を歪めてしまいます。筆者は、このように育てられてアトピーや喘息や中耳炎などのさまざまな病気を抱えたお子さんたちを何人も治療してきました。

　顎がつぶれたために、八重歯や乱杭歯、低位歯（咬合平面に届かない歯）などで歯列はゴチャゴチャになり、歯列矯正を受ける人がたくさんいます。

　ところが現在の日本で広く行なわれているアメリカ流の歯列矯正法では、

上下左右四本の第二小臼歯と四本の智歯の合計八本の歯をすべて抜いてしまいます（アメリカではこんなにたくさんは抜きません）。三二本のうち八本も抜いてしまうと、本来遺伝的に受け継いでいる生命の規模は七〇％に縮んでしまいます。哺乳動物であるヒトが「咀嚼する動物」であることを忘れているのです。

しかし、ノルウェー方式の歯列矯正法では、エクスパンション（顎と歯列弓の拡大装置）とアクチベーター（歯型の矯正装置）によって顎ごと拡大して、歯を一本も抜かずに、顔と顎と歯列を遺伝的に受け継いだ形に戻すことができます。これに加え、筆者が開発したΩ型拡大装置を用いることで、早い例では六〜一二カ月で歯列弓と顎を一cm以上拡大することが可能です。

2　虫歯の原因と治療

虫歯は感染症

虫歯（う蝕）の原因は細菌なので、虫歯は感染症の一つです。口腔内には常に多くの細菌が存在しており、これを口腔常在菌といいます。この中にミュータンス連鎖球菌をはじめとする多種多様な虫歯菌（う蝕原因菌）がいます。虫歯菌は、歯と歯の間、歯と歯肉の間、あるいは入れ歯やブリッジと歯の間などに巣くっており、デンプンなどの糖質を食べて酸を産生します。

糖質の中でも砂糖の主成分であるショ糖（六炭糖）が最も酸を産生しやすく、数分で口腔内をpH５程度の強い酸性にしてしまいます。甘味料の一種で同じ六炭糖のキシリトールに虫歯を予防する効果があるとされているのは、後述するように、この糖ではミュータンス菌が活動できないからです。

虫歯菌と酸、唾液、食べ物のカスなどが結合して歯に取り付いたものが歯垢《しこう》（プラーク）です。歯磨きの目的は、単に食べ物のカスを取り除くだけでなく、この歯垢を取り除くこと（プラークコントロール）にあります。歯垢の中の酸が歯を溶かすのが「う蝕（虫歯）」です。

歯垢を取り除かないでいると、唾液中のカルシウムやリン酸が沈着して石灰化します。これが歯石です。歯石の表面はザラザラしているので、さらに表面に歯垢がつきやすくなります。歯石になると歯ブラシでは充分に除去することができません。歯垢も歯石も歯周病の原因になるので、歯科で定期的に除去してもらう必要があります。

虫歯を予防するには、ミュータンス菌などの虫歯菌を不活性化させればよいわけです。そのために虫歯ワクチンの研究開発がなされていますが、いまだ実用段階には至っていないようです。現実的な予防法は、砂糖の代わりにキシリトールを使うことです。キシリトールはショ糖と同じように六炭糖が連鎖した多糖類ですが、ショ糖とは異なり、口腔内の細菌が吸収しても代謝することができないために、細菌が活動できないのです。

虫歯を予防するには口腔内を酸性にしないことも大切です。そのためには、食後すぐに歯を磨いて糖質を取り除けばよいわけです。すると、唾液によって酸が中和され、溶け出したカルシウムは歯に戻って再石灰化します。

唾液の分泌は、午後三時～四時頃に最も盛んになり、夜間眠っている間は低下します。つまり、眠っている間は唾液による浄化作用が低下するので、朝起きたときの口腔内は細菌であふれているわけです。したがって、朝起きたらすぐに歯を磨くことが虫歯の予防になります。朝起きたときと就寝前と毎食後の一日五回の歯磨きが基本です。

歯磨きによる刺激で唾液の分泌量が増え、歯周病の予防にもなります。とくに高齢者は唾液腺が萎縮して分泌量が減るので、歯磨きを励行してください。後述するように、歯を失うことの影響は全身に及ぶからです。

虫歯が心臓疾患を引き起こすこともある

虫歯の進行の程度は、C1からC4までの四段階に分けられます。Cは、虫歯を意味する英語のcariesの頭文字です。

C1は、歯の表面のエナメル質が歯垢中の酸に溶かされる段階です。この段階では痛みを感じません。エナメル質に黒褐色や白濁が見られるので、早く気づいて治療すれば、再石灰化によって元に戻る可能性があります。

C2は、象牙質までが侵された段階で、冷たいものや甘いものがしみるので気づきます。象牙質内の痛覚神経への直接的な刺激や、組織液の圧力変化によって歯髄の痛覚神経が刺激され、痛みを感じることがあります。とにかく、この段階で治療を受けることが肝要です。治療は、感染して軟化した象牙質の部分を削り、その跡を歯科修復材料によって元の形態に修復します。修復材料としては、前歯の場合には天然歯に外観が似ているコンポジットレジンやポーセレン（陶材）など、奥歯には咬合圧力に耐えられるように金合金のインレーなどが使われます。う蝕が広範囲に及んでいる場合は残った歯に上からクラウンをかぶせます。

C3は、侵食が歯髄（神経）にまで達した段階で、歯髄感染によって歯髄炎を起こし、激しい自発痛が生じます。この段階での治療は、歯髄を取り去って歯髄腔（根管）内に防腐剤を注入してからクラウンをかぶせることになります。歯髄が壊死《えし》にいたると激しい症状は消え、歯根の先端に肉芽組織を形成して慢性の感染巣に移行します。感染が歯髄にまで及ぶと、歯髄腔が通路となって歯根膜や歯槽骨が細菌感染によって炎症を起こし、頰や顎が腫れることがあります。また、歯根嚢胞《のうほう》や歯根肉芽腫が生じることもあります。嚢胞とは、病的に形成された液体成分が単層の上皮に包まれた嚢《ふくろ》状のものをいい、内容物が組織状のものを嚢《のう》腫《しゅ》といいます。病巣が歯根にまで至り、歯根肉芽腫ができると、細菌や毒素が血液に入り込み、全身に運ばれる恐れがあります。これによって、皮膚疾患やリウマチ、糖尿病や心臓疾患や腎臓炎、さらには敗血症などが引き起こされることもあります。

Ｃ４の段階に至ると歯冠はすべて崩壊してしまい、歯根だけが残った状態になり、これを残根ともいいます。たいていは歯根も吸収されていて、簡単に取り除くことができます。しっかりした残根ならば、根管治療をほどこしてから使うことができます。

なお、永久歯が生えそろう六歳ごろから口呼吸を続けていると、前歯が白濁することがあります。本来、常にぬれていなければならない未完成の歯の表面が口呼吸によって乾燥してしまうために、アパタイトの結晶が成長している最中に結晶水が失われて真っ白なスポットができるのです。当然ながらこういう子は、口呼吸のために喘息や中耳炎や心筋症、肺結核や膀胱炎などにかかりやすくなります。

虫歯で高熱を発した症例

今から三五年ほど前、筆者が東大病院の小石川分院に勤めていた頃に次のような印象深い症例に出会いました。

その患者さんは二〇歳の男性で、三九度から四〇度の高熱を発して内科に入院し、すでに一カ月以上も抗生物質を投与しているのに効果がなく、原因もわかりません。抗生物質の副作用による肝臓障害が出て、もはや抗生物質の投与を続けられない状態でした。そこで、口腔に原因がないかを検査するために、筆者が属していた口腔科に紹介されてきたのです。

三九度の熱でフラフラの患者さんに発熱したときの様子を聞くと、高熱を発する前に上の大臼歯がバリッと音を立てて割れたということです。しかし、内科ではこのことを主治医に伝えなかったために、治療が一カ月以上も遅れてしまったわけです。口腔内を視診すると、神経まで侵されていると思われる大臼歯の虫歯がありました。レントゲンで見ると、歯根の先に肉芽様の影も認められました。抗生物質を使えないので、歯を振動させないように静かにエアータービンで削り、腐った神経を清掃し、ヨード系薬剤のイオン導入（ヨード剤を電極で歯の根管内へ通電して歯根尖の病巣まで浸透させる）をしました。

バイ菌の巣となっている肉芽組織を不用意に振動させると、バイ菌が血液に入って全身をめぐり、高熱を発することがあります。この患者さんも気づかないうちに虫歯が進んでいて、噛んだときにバリッと歯が折れてしまい、その力学刺激によって、肉芽組織内に巣くっていたバイ菌が大量に血液中に入り込んだために発熱したのです。このような場合、生体内にヨードイオンを通すとバイ菌が活動できなくなるので熱が下がります。

この患者さんは、一週間に一度か二度のイオン導入をするうちに平熱に戻りました。虫歯で割れてしまった大臼歯は抜くしかありません。そこで、副作用の少ない抗生物質を点滴してから抜歯し、肉芽組織をきれいに取り除きました。これで感染源がなくなったので、この患者さんはすっかり元気になりました。

歯を支える歯根膜は咀嚼によって〇・一〜〇・二㎜の振幅でリズミカルに振動します。この歯根膜の振動で、おびただしい数の毛細血管と線維組織によってできている歯根膜の毛細血管内腔がつぶれ、その中のすべての血液が、骨でできている固有歯槽骨の小孔を通って骨髄腔内に入ります。歯の周囲の骨の骨髄腔内では、常に骨髄造血が行なわれています。歯根膜が腫れあがってできたバイ菌の巣である肉芽組織からも、バイ菌は噛むたびにポンプ作用で血液に乗って骨髄腔内の血管に押し出されます。これが、かつてよくいわれた病巣感染です。

虫歯や歯周病で歯周部にバイ菌感染した組織を常時抱えている人は、上下の歯を噛み合わすだけで、噛み合わせのポンプ作用によって血液中にバイ菌が押し出され、血液はバイ菌だらけになります。これを菌血症といいます。

慢性の菌血症の人は、しばしば心臓や膵臓や皮膚に障害が生じ、糖尿病、心筋症、アトピー性皮膚炎、あるいは掌蹠膿疱症《しょうせきのうほうしょう》、場合によっては網膜症になって眼が見えなくなることすらあります。

3　歯周病の実際

歯周病の兆候と予防

今では虫歯よりも多いのが歯周病です。歯周病は、咀嚼という機械的な働きをする歯と、それを支えている顎骨の歯周組織の接着部に生じる炎症で、その大部分は歯肉炎と歯周炎です。歯周病になると、歯が植わっている歯槽骨に膿《うみ》がたまってもれ出るので、かつては歯槽《しそう》膿漏症《のうろうしょう》といわれました。

歯は歯根膜によって歯槽骨にしっかり結合されていますが、細菌や歯垢・歯石のほか、「歯に加わる不適切な外力」によって歯根膜が破壊され、歯と歯肉・歯槽骨の間に隙間ができ、ここにバイ菌が巣をつくります。この隙間が歯周ポケットです。歯周病の原因菌は数百種類にのぼるといわれていますが、主なものはA・アクチノバチルスとG・ポリプロモナスとされています。

だれでも一～二㎜の歯周ポケットがあるので、歯磨きで清潔にしておかないと歯垢がたまり、すぐにポケットは深くなってしまいます。次のような症状が出たら要注意です。

- 歯肉がピンク色でなく赤みがかっている
- 虫歯がないのに歯がしみる
- 硬いものを噛むと痛みを感じる
- 歯を磨くときに出血する
- 歯肉が腫れて痛む
- 歯根が露出している
- 口臭がある

●歯の付け根から膿がしみ出てくる
●歯がグラグラする
歯周病予防の基本は、ブラッシングによるプラークコントロールと歯肉のマッサージです。しかし、磨き方が悪いと歯垢を取り除くことはできません。毛の硬い歯ブラシを握り締め、力を入れてゴシゴシ磨くと、マッサージどころか歯肉を傷つけてしまって逆効果です。少し小さめで毛の軟らかい歯ブラシを毛筆で字を書くときの要領で持ち、歯と歯肉の間に毛先を入れるようなつもりで歯と四五度の角度で軽く押し当て、毛先をできるだけ軽い力で数ミリずつ細かく振動させて磨きます。この磨き方をバス法といいますが、ほかにスクラッピング法やローリング法などがあります。ブラッシングの効果が出ないようならば、歯科医院でブラッシングの指導を受けてみましょう。

歯周病は歯肉や歯槽骨に膿がたまるので、当然、膿の腐敗臭が出ます。膿は細菌や白血球の死骸ですから、これが歯周ポケットの深いところにたまっているので、どんなに歯をよく磨いても口臭はなくなりません。

口臭は、歯周病のほかに、虫歯や歯垢に取りついた細菌が繁殖・腐敗した場合にも生じます。これによる口臭を解消するには、歯周病や虫歯を治療し、口腔内の清潔を保つことです。

その他の口臭の原因としては、前章で述べたドライマウス、呼吸器や消化器の病気や便秘が考えられます。

なお、呼気が臭い場合には、鼻、喉、気管、肺、胃腸などのどこかに病気が疑われます。ゲップが臭い場合には、食道や胃に潰瘍ができているかもしれません。このような場合には、呼吸器科や消化器科を受診して検査を受けるとよいでしょう。

歯周病の進行度

歯周病の進行の程度は、この歯周ポケットの深さで判断され、P1からP4の四段階に分けられます。Pは、歯周病を意味するperiodontitisの頭文字です。

P1は、歯周ポケットが一～二㎜の段階です。炎症は歯周部の歯肉に限られ、歯肉が赤く腫れています。歯を磨くと出血することがありますが、歯科医院で歯石を除去してもらい、歯磨きによってプラークコントロールすることで治る段階です。

P2は、歯周ポケットが三～四㎜の段階です。歯肉炎が進んだ軽度の歯周病といえます。歯周部に盲嚢《もうのう》ができて膿がたまり、歯槽骨の吸収（溶けること）が始まり、歯が揺れることがあります。この段階で歯科医院に行って機械的に歯肉の下の歯石と膿を除去してもらえば、進行を止めることができます。

Ｐ３は、歯周ポケットが五～六㎜の段階です。歯肉の後退が明らかになり、歯槽骨の吸収が進み、歯根の長さの半分以上に及ぶ深い盲嚢ができ、膿がしみ出るようになります。歯肉の腫れ、出血、歯の動揺も顕著になります。こうなると本格的な歯周病治療が必要となります。

Ｐ４は、歯周ポケットが七㎜以上の重度の歯周病です。歯槽骨の吸収が進んで盲嚢が歯根先端部にまで及び、歯を強く引っ張ると容易に抜けてしまいます。

なお、第三臼歯（親知らず）が萌出する際に生じる智歯周囲炎は、歯肉炎や歯周炎とは異なる智歯周囲組織の感染症です。この感染症は、開口障害や腫脹を伴い、進行すると三叉神経の全域に及ぶ強い疼痛《とうつう》が生じることがあります。

硬い枕も歯周病の原因になる

歯周病は治りにくいとされていますが、そんなことはありません。歯石を取って歯と歯肉をよくブラッシングすることに加え、横向き寝、片側噛み、頬杖、口呼吸などの習癖を改めて、生体力学的な原因を取り除いたうえで、歯列弓の機械構造的な欠陥を正せば、ほとんどの歯周病は治せます。多くの歯科医が歯周病を治せないのは、歯周病がバイ菌や歯石だけで起こると信じており、顎と歯列弓からなる力学的機能体である咀嚼器官という機械臓器の特性を知らないからです。

本節の冒頭で述べたように、歯周病の本態は炎症です。炎症は、外傷や打撲でも起こるし、火傷でも起こります。つまり、質量のない力学的エネルギーによっても起こるのです。したがって、歯をよく磨いて清潔に保っている人でも、右にあげた習癖があると歯周病になりやすいのです。日本人の場合、歯に最も大きな力がかかるのは、硬い枕で横向き寝をすることです。横向き寝で歯が側方の力を受けると、咬合で使う力の二五〇〇分の一の力によっても歯はグラグラ揺れるようになります。

歯周病の治療では、まず、歯根面を清掃したあと、揺れるようになった歯を〇・二㎜の細いワイヤーで結紮《けっさく》（縛ること）して固定し、隙間のある歯は即硬性のレジン（プラスチック）で隙間を埋めます。そのうえで、横向き寝で側方からの力を受けて挺出した（伸びた）歯を、咬合時に力が平均して当たるように削ります。こうすることで、歯を使うときにかかる咬合力が均等になり、歯を使いながら安静を得られるようになります。機械臓器である歯は、咀嚼するときだけでなく、話をするときにも嚥下するときにも横向き寝のときにも強い力が加わるのです。このような治療をするとともに、横向き寝、片側噛み、口呼吸などの習癖を改める必要があることはいうまでもありません。また、軟らかめの食べ物を、両側で均等に一口三〇回噛むようにします。

もちろん、歯磨きで清潔を保つことも重要ですが、それに加え、歯肉をガーゼでぬぐい、歯と歯肉をガーゼで磨いて歯垢を除くとともに、歯肉内の膿を押し出します。また、歯肉を圧迫する先端のとがったラバーチップ（ゴム楊枝《ようじ》）で歯間部を圧迫します。

このように、歯周病は、生体力学と歯列の機械的構造の欠陥を理解すれば、手術などしなくても容易に治すことのできる病気なのです。

4　歯周病がもとで全身に現われる症状

白血病と誤診された歯周病患者

筆者が東大病院の口腔科に勤務していた昭和六十三年のことです。血液内科から、「痴呆と皮疹《ひしん》と白血病」と診断された患者さん（七二歳の男性）の口のなかの病巣を治療するように依頼されました。すでに一年以上も白血病の治療を受けていることを不思議に思ったものです。白血病は白血球の癌であり、白血球がやたらに多いのですが、癌細胞の白血球は、白血球本来の働きが失われていて細菌を貪食《どんしょく》することができないために、空気中の雑菌にさらされるだけでも死に至るおそれのある病気です。

この患者さんは、確かに痴呆状態で、話すことも歩くこともできず、車椅子でやってきました。口のなかを見ると、癌ではないかと思うほど歯肉が腫れていました。カルテによると、初診時には一日にタバコを四〇本も吸っており、一カ月も便秘が続いていました。痴呆状態になったのは、歯周病で歯を抜いたときに血が止まらなくなったときからでした。

「癌かどうかを確かめるための病理組織検査（生検）をしますので、歯肉を少し切り取ります」というと、ちゃんと理解できて、恐怖心を示しました。痴呆ならば恐怖心を示すことはありません。これで、ますます血液内科の診断に対する疑念が深まりました。これほどひどい感染が生じているのに一年以上も生存しているのですから、単なる白血球増多症に違いありません。生検の結果は、予想どおり歯肉組織の感染でしたから、重症の歯周病です。そこで、口のなかを清掃したところ、すぐに歩けるようになりました。その後、歯周病を起こしている歯を抜くと皮疹も消え、痴呆症状はなくなり、ニコニコしながら普通に会話ができるようになりました。

白血球増多症は、タバコをたくさん吸うことでもなりますし、歯周病や虫垂炎（盲腸炎）でも雑菌がはびこると発症します。この患者さんのように、ひどい歯周病で歯肉が腐っていれば、歯の周りの顎骨の骨髄造血巣が働き出して白血球をつくります。また、白血病の治療で長期にわたって大量の制癌剤の投与を受けていたので、白血球が出来損ないになり、芽球細胞もできていました。この症例は、歯が肉芽組織の中に浮いているような極度に進行した歯周病であり、歯を指でつまんで抜くことができるほどでした。

この患者さんは、すっかり回復し、筆者のつくった義歯（総入歯）を入れてめでたく退院していきました。

生体力学を応用した歯周病治療

筆者は二〇年前から、歯周病の治療に生体力学を応用して再植術を行なっています。最近、筆者の講演を聴いたといって来院した五六歳の女性は、重度の歯周病で、歯がグラグラしており、足には大きな皮疹がありました。

歯周を清掃して固定したあと、抜け落ちそうな前歯を一度抜いてきれいに清掃し、小さなドリルで歯槽骨を掘ってソケット（歯槽）を深くし、その穴に深く嵌入《かんにゅう》させて再植しました。この嵌入再植手術は筆者が始めた治療法で、従来からしばしば行なってきました。抜けそうなほど挺出している歯を一度抜いて、歯槽骨にドリルでソケットを作り、歯根に人工骨の顆粒《かりゅう》を塗布し、再度歯をソケットに差し込む方法です。これは、安全確実に歯周病を治すことのできる治療法です。

この患者さんは、嵌入再植手術による治療で数週間後に皮疹が治癒に向かい、二カ月後には皮疹が消え、歯もしっかりしてきました。

歯周病の治療で血糖値が低下した症例

かなり重度の糖尿病と高血圧を患っていた歯周病の患者さん（六三歳の女性）は、歯周病の治療をしたら血糖値が顕著に低下しました。その理由は、糖尿病の原因が歯周病にあったからです。歯周病菌が白血球に取り込まれて全身をめぐって膵臓のランゲルハンス島（インスリンをつくる細胞）にバイ菌をばらまいて、細胞内感染を引き起こしたのです。細胞内に感染したバイ菌が、ランゲルハンス島の細胞内のミトコンドリアの働きを阻害すると、インスリンが産生されなくなるのです。歯周病は糖尿病を悪化させ、糖尿病は歯周病を悪化させるという関係があります。なお、歯周病菌も腸内細菌の一種です。

枕が硬くて高いと頸洞が圧迫されます。これにより睡眠時に血圧が九〇㎜Hgまで下がらなくなると、高血圧症状が出ます。この患者さんの場合は、ふわふわの羽毛枕を使用し、鼻呼吸ができるように上向き寝をするようにしたら、まもなく正常血圧に回復しました。

また、歯周病の人は血液検査でのCRP（C反応性タンパク）が増加します。CRPは細胞内感染によって産生されるタンパク質です。アテローム性動脈硬化（血管内にできるアテロームまたは粥腫《じゅくしゅ》と呼ばれるコブ状の塊によって生じる動脈硬化）もまた、腸内細菌による血管壁細胞の細胞内感染で発症する病気です。動脈硬化が心筋梗塞のリスクを高めることは周知のことですが、歯周病菌で心筋が細胞内感染を引き起こすことがあるので、歯周病の人の虚血性心疾患のリスクは、そうでない人の三・六倍とされています。

この患者さんの歯周病は、欠損部をよく清掃してブリッジ型の義歯を装着したところ、よく噛めるようになりました。そして血糖値が正常値に戻り、糖尿病は完治しました。

歯周病が原因だった全身の複合症状

症例をもう一つ紹介しましょう。この患者さんは四二歳の男性で、仕事は電気配線の設計でした。この一〇年間、一日に日本酒二合（三六〇㎖）を飲み、二〇年間にわたって一日三

○本のタバコを吸っていました。病歴としては、化膿性の扁桃炎があり、発症の二年前に口蓋扁桃（扁桃腺）の摘出手術を受けていました。

平成四年の春、風邪気味になったときに左眼の瞼《まぶた》が腫れたので、市販の風邪薬を飲んだところ、悪心《おしん》と発熱とともに全身に膨疹状の蕁麻疹が出たということです。この症状は、数日で治まったのですが、その後も同じような症状を繰り返すので、都心の病院で検査を受けました。しかし原因不明ということで、大学病院を紹介され、検査と治療のために一カ月間入院しました。内科、眼科、皮膚科で検査をし、皮膚生検もしましたが、原因不明の発熱と蕁麻疹と診断されました。

その後も月に二回ほど頭痛、悪心、嘔吐、発熱、蕁麻疹という複合症状が出て、食べ物をまったく食べられない状態が続いたために、大学病院の内科を受診し、一カ月間入院しました。入院中は、皮膚科の治療を受けるとともに、腫瘍性病変や自己免疫疾患などの疑いがあるということで、抗アレルギー薬と鎮痛薬による対症療法を受け、症状が改善したので退院しました。このとき、飲酒の習慣はやめましたが、タバコは吸い続けました。

退院して一年ほどは落ち着いていたのですが、翌年末に再発したために内科を受診したところ、心療内科を紹介され、そこから病巣感染の疑いで口腔科に紹介されてきたのです。

そのときの症状は、進行性の歯周炎が大臼歯部に認められ、歯周ポケットは八㎜に達していました。その他、咽頭部と口峡部の炎症も認められ、左右の頸部リンパ節には圧痛を伴う小瘤がたくさんありました。習癖の検査では、口呼吸、右片側嚙み、右の横向き寝の強い癖がありました。

腹部の蕁麻疹などの激しい複合症状は、これまで決まって金曜日に発症していました。しかし、検査のために入院するとまったく症状が出ないので、診断できないということでした。一週間の仕事の疲れが蓄積し、それが週末になると現われていたのです。

そこで、口呼吸、片側嚙み、横向き寝の癖を強力に矯正するとともに、喫煙をやめて充分な休養をとるように指導し、歯周病の治療を始めました。うがいと歯周部の清掃とマッサージを行ない、ラバーチップで歯肉を圧迫して膿とバイ菌を押し出し、右側のぐらついている歯をワイヤーで固定しました。これらの治療と並行して、キシリトールガムによる咀嚼訓練と睡眠姿勢の矯正を強力に行なうと、一週間後には歯のぐらつきは大幅に改善され、歯周部全体の炎症が軽減され、リンパ節の腫れもひきました。

こうして三週間後には、歯周ポケットは三㎜に浅くなり、圧迫しても膿は出なくなりました。蕁麻疹の再発もありませんでした。

この症例において、口呼吸、片側嚙み、横向き寝の癖を矯正せず、普通の歯周病の治療をするだけでは短期間のうちに症状を改善することはできなかったでしょう。また、口呼吸の癖を見落とせば、口蓋扁桃を摘出したあとの難治性、不顕性の喉の炎症を治すことはできなかったでしょう。

喫煙は歯周病の発見を遅らせ、飲酒は歯周病を進行させる

喫煙は歯周病の大きな危険因子であるとともに、歯周病の発症・進行を早めます。加齢も歯周病の危険因子の一つですが、喫煙者は非喫煙者に比べて年齢的に早く発症するうえに、悪化を早めるのです。歯周病は喫煙開始年齢が若いほど、また喫煙本数が多ければ多いほど悪化しやすくなります。

タバコの成分であるニコチンには血管を収縮させる働きがあり、もちろん歯肉の血管にも作用します。そのため歯肉の腫れや出血が目立ちにくくなるので、歯周病を初期の段階で発見する妨げになります。喫煙をやめないと歯周病を治すことはできないのです。

飲酒は、歯周病をはじめとするバイ菌の感染による病気、たとえば肺炎や結核、喘息やリウマチ、痛風には非常に悪く作用します。これまでわけのわからない免疫病とされてきたリ

ウマチや喘息や痛風も、実は歯周病や肺炎と同じくバイ菌やマイコプラズマやウイルスの細胞内感染が原因なのです。アルコールは、細胞呼吸を阻害するこれらの感染病に強烈に作用して細胞内のミトコンドリアの代謝を阻害し、病状をさらに進行させます。また、歯周病になると、歯周病菌が拡散しないように肉芽組織は血管の少ない硬いコラーゲンの膜で取り囲まれますが、アルコールによって血管が拡張されてバイ菌が周囲に蔓延してしまいます。

アルコールと歯周病の進行の関連を示す症例を紹介しましょう。

二〇年ほど前、歯が自然に抜けてしまうほどひどい歯周病の患者さんが来院しました。四〇歳代の男性で、それまでは一週間に一日だけですが一度に半ダースのビールを飲むという生活を続けていました。かかりつけの内科医に、ビールの大量飲酒が歯周病の進行に関係があるかと質問すると、「まったく関係ない」といわれたために、大量飲酒を続けていたのだそうです。

しかし、前述したようにアルコールを大量に飲めば歯周病は一気に進行するのです。そのうえ、飲酒後に横向き寝をしていたのでは、歯は頭の重さでグラグラになって歯周病はさらに悪化するので、寝ている間に歯がポロリと抜け落ちても不思議ではありません。

この患者さんには、まず飲酒を止めさせて、ぐらついている歯を結紮し、抜けたところには人工歯根療法を施して完治させました。

5　噛み合わせ

正常な噛み合わせと顎関節

ごく小さな食べ物のカスが歯にはさまっただけでも、気になってイライラするものです。これは、歯と顎骨の間にある歯根膜に集中している神経線維がセンサーとなって、歯の周囲の情報を三叉神経経由で脳に伝えているからです。食べ物のカスどころか、この神経線維は、本人が意識していない噛み合わせの異常も鋭敏に感知しているのです。

噛み合わせは、上下に向かい合った一本ずつの接触ではなく、上下の歯列全体の接触の問題です。これを咬合といい、次の三つのすべてに当てはまれば正常な咬合です。

●普通に噛み合わせたときに上下の全部の歯が均一に接触する
●下顎を前に動かしたとき、前歯だけが接触し、奥歯は接触しない（離開する）
●下顎を横に動かしたときに、犬歯を中心に二〜三本が接触し、臼歯は接触しない

上の歯は顔面頭蓋《とうがい》の下端の上顎骨に植わっており、下の歯は顎関節で側頭骨とつながって

いる下顎骨に植わっています。したがって、口を開閉するときには下顎を動かしていることになります。下顎は上下だけでなく、前後にも左右にも動かすことができます。これは、下顎の関節頭が、顎関節の窪みのなかにある関節円盤という軟骨の上を滑らかにスライドできる構造になっているためです。

この関節円盤は、実は下顎とその周囲を取り巻く皮骨《ひこつ》に付着していた七つの線維関節が一体となった線維軟骨でできています。顎関節は頭蓋骨に存在する唯一の滑膜性（滑液を含む）関節ですが、実際には線維関節の集合体が滑膜様関節となっているのです。

内臓頭蓋の顎は哺乳動物にある唯一の骨格をもった内臓腸管筋肉システムであり、顎関節は唯一の内臓関節です。顎関節の円盤は内臓筋肉で動く皮骨の七つの線維関節の集合体の線維軟骨なので、顎関節症の症状は内臓筋肉と内臓関節の障害の症状であり、多くは内臓脳が腸内のバイ菌に細胞内汚染し、しばしば心身症、心気症、うつ症状を呈するのです。

顎関節症も咬合異常も口腔周辺の習癖が原因

顎関節症の原因も噛み合わせが悪くなる原因も同じで、口呼吸と片側噛みと寝相（横向き寝・うつ伏せ寝）の三つの習癖の複合によって生じます。咬合異常は、歯列弓の歪み、出っ歯・受け口・八重歯・乱杭歯などで歯並びが悪い場合に顕著です。歯並びが悪いということは、顔と顎と姿勢の変形の部分的な症状です。したがって顎関節症は、三つの悪癖で生じる顎関節や顔や歯列弓の変形症で発症する症状の一つということができます。

このような場合には、歯列矯正をして噛み合わせを調整する必要があります。しかし、歯並びの歪みの真の原因は、片側噛み、横向き寝、口呼吸、頬杖などの口の周辺の習癖なので、これらの習癖を正さない限り解決しません。

顎関節症が三つの習癖で発症するのは、左右の顎が正中で癒合してひとつになっているためです。三つの習癖で顎の動きに偏りが出ると、顎関節の形がウォルフの法則によって変化します。この変形があるレベルに達すると、顎が動くときに使わない側が亜脱臼して痛み出すのです。したがって、使わない側を使うようにすれば容易に治すことができます。

なお、歯の治療を受けた直後に噛み合わせがしっくりしないことがあります。これは、治療前の噛み合わせの力関係をすべての歯が記憶していて、微妙な変化を個々の歯が力学的に感知するからです。たいていの場合はすぐに慣れてしまいますが、噛む位置が変わるほど変化が大きいと顎関節に痛みを生じたり、頭痛や肩こりなどの全身症状を引き起こしたりすることがあります。これと同じことは、虫歯などで歯を抜き去ったときにも起こります。抜き去った歯に対向していた歯が、咬合相手を失ってしまったからです。

咬合平面が傾いていると姿勢が歪む

ヒトが直立姿勢のバランスを保っていられるのは、下顎骨のおさまっている左右の側頭骨の内部に存在する三半規管がジャイロコンパスの働きをして、反射的に上下の顎の嚙み合わせの平面（咬合平面）を常に水平に保つようにしているからです。

咬筋と側頭筋は咀嚼筋なので、片側嚙みの癖があれば顔と首の筋肉の緊張に左右差が生じて顎が傾き、咬合平面が少しずつ傾いてきます。つまり、ジャイロコンパスの規準が知らないうちに狂い、傾いてしまうのです。これによって嚙む側が縮み、縮んだ側を下にして寝る癖が連鎖するために体の歪みが全身の筋肉に及びます。こうして全身が歪んでしまうのです。つまり、ヒトは寝るときと同じ姿勢で立っていることになるのです。

寝相などによって脊椎側彎やネコ背になっている人や頭が傾いている人は、まっすぐ立っているつもりでも体が傾いてしまいます。咀嚼器官の使い方の偏りで三半規管のジャイロコンパスの規準が狂い、体が曲がってしまうのです。前述したように、眼も耳の平衡器のジャイロコンパスも鼻も、すべては口と顎の嚙み合わせのためにあることを思い出してください。

偏った寝相を続けると、頭痛や肩こりをはじめ、全身の筋肉や関節、さらには神経系や内臓系にも障害が生じることがあります。

歯科治療によって背筋痛が生じた症例

歯科治療によって背筋に痛みを生じた症例を紹介しましょう。この患者さんは五六歳の女性で、虫歯治療で詰めていたアマルガムを、歯科医に勧められて金合金のインレーに換えたところ、背筋に常時痛みを感じるようになったとのことでした。そこで、その歯科医に訴えて、咬合チェック用のカーボン紙でチェックして調整してもらったのですが、よくなりませんでした。その後も何度か咬合をチェックしてもらったのですが、異常なしということで取り合ってもらえませんでした。鍼灸《しんきゅう》とマッサージ治療も何カ月か受けたのですが、痛みが消えないために筆者の診察を受けに来られたのです。

筆者もカーボン紙でチェックしてみましたが、咬合は特に異常ありませんでした。カーボン紙には、五～一〇㎛と二～三㎛（一㎛は一〇〇〇分の一㎜）の高さをチェックするものの二種類ありますが、薄いほうでチェックしても問題はありませんでした。背筋部の痛みは、歯科治療がきっかけとなって体の使い方が偏るようになったためだと考えられました。そこで、日常生活での姿勢について詳しく問診すると、インレーに換えて嚙み合わせが悪くなってから、つらいのでエビのように丸まって寝るようになったそうです。この寝相では、腸の門脈の酸素不足によって背筋をはじめとするいろいろな部位の関節と筋肉に痛みを発します。

原因がわかれば治療は簡単です。まず、鼻孔をノーズリフトで高くして拡張しながら、鼻呼吸体操（第5章参照）を指導して、実際にやってもらいました。また、鼻呼吸体操とともに、口唇を閉じて左右の臼歯をリズミカルに軽く嚙む練習もしました。姿勢を正して真正面を向き、呼吸に合わせてモグモグ嚙みながら、横隔膜呼吸をします。

体操を終え、ゆったりとした状態で三〇秒ほど待ってから、「背中の痛みはどうですか？」と聞くと、「あれ、あんなに痛かったのに治っている。こんなことで痛みが取れるなんて……」と不思議がっていました。

これは、インレーの詰め替えで咬合が微妙に不調をきたし、一～二㎛の単位で歯の高さが合わなくなったことが睡眠時の姿勢に影響したのです。この程度の高さの不適合は、真っすぐ前を向いて、しばらく上下の歯を軽くコンコンと嚙み合わせるだけで、筋肉の偏りを矯正しながら調整することができるのです。

歯は、一二〇ｇの咬合圧を二〇分間持続させると沈み込みが起こって動くのです。これに加えて上向き寝を続けることで簡単に完治します。

咬合異常による変形症と免疫病の関係

しかしながら、咬合を正せば体の不調がすべて解消するわけではありません。咬合異常のある人のほとんどは免疫病を患い、慢性疲労の状態に陥っています。このような場合には、嚙み合わせを正しても免疫病や慢性疲労が治るとは限りません。

実は、咬合異常は変形症の部分症状なのです。変形症は、繰り返し述べているように、横向き寝、片側嚙み、口呼吸、頰杖などの癖のほか、スポーツによる筋肉や骨の働き（機能）の偏りによっても引き起こされる病気であり、新陳代謝の乱れによって生じる免疫病と密接な関係があるのです。顔の歪みや歯列の乱れ、ネコ背、骨盤の歪みは、免疫病と表裏一体の関係にあります。形に現われにくい免疫病が形を現わしたものが変形症です。

平成十三年頃、英語教師をしている女性（四六歳）が、嚙み合わせの不調と慢性疲労による体調不良を訴えて受診しました。そこで、右で述べたような変形症と免疫病の関係を説明したうえで、口呼吸を鼻呼吸に改めるための鼻呼吸体操で寝相を正すように指導するとともに、嚙み合わせを正すためのアクチベーターをつくり、これを装着して寝るように指導しました。アクチベーターは、眠っているあいだに歯型を矯正できる装置です。

また、確実に骨休めをするために、八時間から九時間の睡眠をとるように指導しました。この患者さんは英語の辞書編纂に携わっており、根をつめて仕事をしているうちに、まったく虫歯のない歯（カリエスフリーといいます）が激痛を発したことがあって、上の左右の第一大臼歯の歯髄を二本とも抜いたそうです。そのとき歯科医に、「頭を使いすぎると歯髄痛を発することがある」といわれたそうです。

過激な頭脳労働によって痛みを発するのは、通常は背骨です。これを「骨病《ほねやみ》」といいます。脳を酷使すると、神経細胞のミトコンドリアの酸素とブドウ糖の消費量が飛躍的に増大します。これをまかなうのが骨髄造血であり、背骨の骨髄が担当します。

この患者さんの場合は、辞書編纂の仕事で、脳の出先器官である眼を使いすぎたのです。眼は咀嚼器官の一部（発生過程において眼・鼻・耳は口に従属している）で、口の働きを助ける器官です。歯を中心とする咀嚼器官を支配する三叉神経の枝には鼻毛様体神経があって、眼の瞳孔の大きさを調節しています。つまり、脳の細胞呼吸を支える歯の骨髄造血巣である歯髄が痛んだのです。これは歯髄のミトコンドリアの酸素不足によるものですから、治すのは簡単です。まず、温タオルで眼を四〇～五〇度に温めてから、ゆっくり鼻呼吸体操をします。そのあと、歯に人工太陽光線を照射すると、ミトコンドリアが活性化され、痛みはすぐに治まります。決して歯髄を抜いてはいけないのです。

6 歯の再植術と人工歯根

抜いた歯は再植できる

歯周病でグラグラになっている歯は、一度抜いてきれいにし、歯槽骨をエアータービンで深く掘って歯槽（ソケット）をつくり、そこに歯を戻してワイヤーでややゆるやかに固定します。こうすることで生着し、その後二〇年は使えます。歯根管治療が不可能なほど根管が曲がって根の先に肉芽の病巣のある歯でも、そっと抜いて肉芽を取り除き、歯根の先端をふさいでから戻せば、再び使える歯になります。

このような治療を、歯の再植術といい、アメリカでは一五〇年も前から試みられていましたが、二〇年前まではうまくいきませんでした。抜いた歯を植えなおすと、たいていの場合は骨に癒着（融合）してしまうからです。

癒着すると、骨がリモデリングして新しい骨になるときに、歯の根が骨と見分けられなくなって吸収され、新しい骨になってしまうからです。ちょうど乳歯が永久歯に生え替わるときのように、歯根がなくなってポロリと抜け落ちてしまうのです。

二〇年前、筆者は、再植した歯が顎骨と癒着しないように、人工骨の小粒を根にまぶし、再植後にゆるやかに固定してせっせと噛み合わせる方法を開発しました。こうすると、歯は常時二〇〇㎛幅でゆすぶられるので、骨と癒着しません。この二〇〇㎛幅のところに、歯根膜そっくりの線維組織と毛細血管が生えてくるのです。この再植術によって抜いて捨てる歯はなくなりました。智歯（親知らず）も抜かずにいれば、もしも大臼歯が虫歯で使えなくなった場合に移植することができます。

歯科インプラントは爬虫類の歯をつくる

最近盛んに行なわれている歯科インプラントは、外れやすい入れ歯を外れないように顎骨に直接植え込むことをもくろんだ、嵌植《かんしょく》義歯（一部を顎骨に埋め込む入れ歯）から生まれたものです。安定の悪い入れ歯を外れにくくするために、入れ歯の支えを顎の骨に打ち込むことで安定させようという発想です。初期においては細菌感染や材料と生体の不適合や破折が問題となりました。

やがて材料についての研究が進み、生体親和性があり、生物活性（生体内で細胞遺伝子発現の引き金を引く性質）をもった材料が開発されました。骨に植え込んだインプラントは歯肉部がバイ菌にさらされますが、材料の開発によってインプラント周囲の歯肉の感染が克服され、安静にしておけば必然的に歯肉・骨とインプラントが癒着します。こうして、チタン製のネジ釘《くぎ》型の骨性癒着型インプラントが普及しました。このネジ釘型インプラントは、スウェーデンのブローネマルクという解剖学者が考案したものです。

顎骨に穴を開けてネジ釘を植え込んでから歯肉を縫い合わせ、ネジ釘と骨が癒着するまで六カ月ほど待ちます。骨とネジ釘が癒着したら支えのピンを差し込み、その上に歯冠をはめ込むと、咀嚼できるようになるというわけです。

しかし、第2章で述べたように、骨性癒着の歯は爬虫類や両生類の歯です。哺乳動物の歯（釘植歯）の特徴である、セメント質、歯根膜、固有歯槽骨（ソケット）を人工的につくることは初めからあきらめていたのでしょう。歯科インプラントはあくまでも「入れ歯」の延長ですから、そこには人工臓器とか人工の代替器官といった発想はまったくうかがえません。

ネジ釘型インプラントを骨性癒着させると絶対に外れないとされていましたが、「荷重を加えてゆるまないネジは存在しない」というのが工学的な常識です。また、インプラントの金属と骨は材料係数の弾性率（ヤング率という）と歪み率（ポアソン比という）が異なります。この二つをがっちり固着し、癒着したところに温熱刺激や力学刺激によるエネルギーが作用すれば、両者の分子の収縮率が異なるために、接合部は必ず破綻します。それで、一生涯使えるはずのインプラントが抜け落ちたり、折れたり、感染したりするのです。

また、骨に癒着したインプラントに力が加わると、そのベクトルはそのまま骨に伝わります。しかし両者は材料係数が異なるので、癒着した接合部が少しずつ破断して、骨のリモデリングができません。骨は血液の流れにしたがって生じる流動電位によってはじめて造骨やリモデリングが行なわれるのです。

歯科インプラントのトラブル

咀嚼時には強い力が加わるので、インプラントの癒着部が破綻してネジ釘が抜けたり折れたりすることがしばしばあります。「一生使える」といわれて三本をインプラントした五〇歳代の女性の場合は、咀嚼できるようになって三カ月で一本が折れてしまい、四カ月目にはもう一本が抜けてしまいました。

ある男性（三八歳）の場合には、歯科インプラントのトラブルが訴訟にまで至りました。上顎洞（111頁の図３・５参照）にまで穿孔《せんこう》し、植立して使えるようになってまもなく、炎症が上顎洞に波及し、体調不良のあまり上下一〇本ほど植立したすべてのインプラントを摘出することになり、医療訴訟に発展しました。

ネジ釘はずん胴型なので、上顎洞に穿孔したインプラントが一度ゆるむと炎症は直接波及し、インプラント周囲炎（歯周炎）による上顎洞炎を発症します。術者は有名な国立大学医学部の教授で、「ブローネマルクは世界最高で絶対にゆるまないから、この障害はインプラントによる上顎洞炎ではなく、もともとあったもの」と主張しました。

筆者は、この鑑定を依頼されたのです。そこで、ヤング率とポアソン比が骨とは異なるチタンを上顎洞に穿孔して植立し、咀嚼咬合圧を加えればゆるまないはずがないこと、ゆるめば歯周病のように感染し、この感染がいとも簡単に上顎洞に波及することを記述して示しました。当然ながらこの男性の勝訴となりました。

機能下でゆるまないネジは存在しません。それで現代工学では、剛対剛のシステムを廃して、本物の歯のごとく、歯根膜のような弾性体と接合部をはさんで揺らぐようにしています。地震対策として、ビルディングの土台に太くて大きなゴムの柱を使うのと同じ発想です。

人工歯根療法

咀嚼する動物であるヒトの歯は、セメント質、歯根膜、固有歯槽骨の三つがそろっていないといけないのです。筆者は一九八八年にこの三つがそろった人工歯根を開発し、現在、これを臨床応用した人工歯根療法を行なっています。ここでは原理のみを簡単に紹介しておきます。詳細については、拙著『歯はヒトの魂である』（青灯社）をご参照ください。

歯や硬骨の主成分であるヒドロキシアパタイトでつくった人工歯根をソケット（歯槽骨）に植え、仮の固定用の連続冠を入れて噛み合わせを調節してから咀嚼運動を繰り返します。咀嚼運動によって〇・二㎜幅の反復性の振動が加わると、人工歯根とその周囲に生じる生体力学のベクトルが、その周囲組織に流体力学を介して分散されます。すると、これに共役して生じる流動電位と歯根の振動で、間葉細胞の線維化による歯周線維と造骨・造血の機能が同時に発生して骨のリモデリングが起こり、歯根膜とセメント芽細胞、骨芽細胞、造血細胞が誘導されるのです。

それでは人工歯根療法の症例を紹介しましょう。

あるとき、筆者の研究所に「難聴を治せますか」と電話で問い合わせてきた患者さんがいました。そこで、「難聴は口腔の使い方の誤り（口呼吸）で鼻の奥にある耳管扁桃が感染したときに生じる病気なので、耳鼻科とはまったく異なる方法で治すことができます。まず口呼吸を鼻呼吸に改め、鼻の感染を治療すれば内耳の炎症が治り、これによって内耳の感染も治って難聴は解消します」と答えました。

この患者さんは、二年前に左耳が突発性の難聴になり、大学病院でステロイド療法を受けて、とりあえず回復したそうです。ところが、その年の春先に花粉症から再び内耳炎を発症して難聴になり、前と同じ大学病院で入院治療して軽快したとのことです。しかしその後、咳《せき》とともに難聴が再発し、三カ月通院して抗生物質を服用しましたが治らないために、筆者の研究所を紹介されたのです。

診察してみると、顔色が悪く、口臭がひどく、口呼吸と横向き寝の常習による鼻詰まり(鼻閉)と腰痛がありました。口腔を診《み》ると重度の歯周病(P4)があり、不潔な義歯が入っていました。また、よく冷やしたビールを毎日一本飲んでいるとのことでした。

抗生物質が無効だったのは低体温のせいです。低体温だと細胞呼吸の主役であるミトコンドリアの機能が低下し、エネルギーの産生も低下します。すべての抗生物質はバクテリアと同じ生命システムをもつミトコンドリアの機能を阻害しますから、まず低体温を解消しなければ抗生物質は効きません。低体温の主な原因は「冷たいもの中毒」です。よく冷えたビールを毎日飲んでいては、慢性の感染症を治すことはできません。

腰痛と歯周病と口呼吸の生体力学的な原因は、常習的な横向き寝です。横向き寝では骨盤がねじれて変形し、立位で痛みを生じます。そして、顎は頭の重さで側方力を受けて歯がグラグラになって歯周病になります。また、下側になる鼻腔がうっ血して必ず鼻閉が生じ、これによって口呼吸をするようになり、鼻腔がバイ菌だらけになります。さらには、いびきをかくと呼吸時に耳管を通して内耳にバイ菌が入り、内耳炎を起こすのです。

治療は、口呼吸、横向き寝、冷たいもの中毒を改めることから始め、これと並行してぐらついている歯の固定と清掃を行ないました。こうして口腔治療をしてから抗生物質を投与すると、一週間もしないうちに内耳炎は治りました。投与したのは、三〇年前から使われている安全な抗生物質です。ところが、一度治ると安心して、再び横向き寝と冷たいもの中毒が再発しました。ここからが本格的な治療です。体のねじれを除くために鼻呼吸体操を充分に行ない、上向き寝と鼻呼吸を完璧に習得してもらったうえで、人工歯根療法に移りました。

人工歯根の植立と同時に、P4の大臼歯を一度抜いてから元に戻す嵌入再植術を行なうと、P4の歯はP1程度に改善されました。

こうして治療が完了したときには、難聴から歯周病、顔の変形症、腰痛までがすべて治り

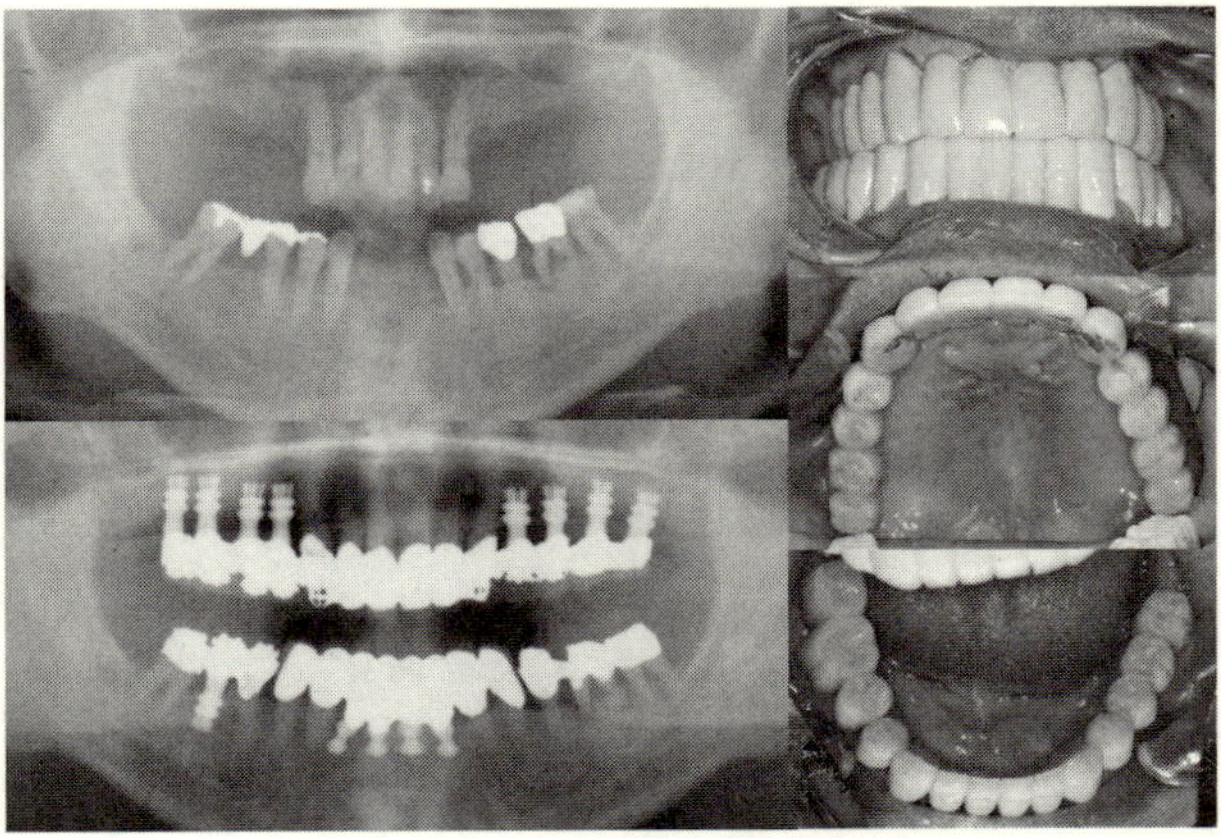

図４・３　人工歯根療法の症例

ました。これによって細胞呼吸が活性化されて顔色もよくなりました。

次の症例は五九歳の男性です。歯周病で歯を失ったために上顎に義歯を入れて使い始めてすぐの段階でした。この義歯があまりにも不快なので、人工歯根療法を希望して筆者を受診したのです。

硬い枕と横向き寝などのせいで歯が動揺するようになって歯肉に炎症が生じ、そこにバイ菌が繁殖して歯周病になります。これで歯科を受診すると、すぐ歯を抜かれて入れ歯にされてしまいます。

この患者さんは、一三本の人工歯根を植えて顎口腔の機能を完璧に回復することができました（図４・３）。

◇顔の感覚器官は脳の出先器官◇

発生学的にみると、顎と口腔と鼻孔は、原始脊椎動物である軟骨魚類のエラ（鰓）の骨から発生したもので、これらは内臓頭蓋と呼ばれます。したがって、「エラの張った顔」という表現は学問的にも正しいのです。エラは呼吸用の内臓器官であり、系統発生学では「鰓腸《さいちょう》」といいます。嗅覚神経の終末は内臓頭蓋の鼻腔に広く分布していますが、その根元は大脳の最先端に属しており、味覚とともに鰓腸内臓系の化学物質を感受する受容器官（感覚器）となっています。

これに対して、大脳・小脳・延髄と、眼（視覚器官）・耳（聴覚・平衡器官）は、頭蓋神経系に属しており、神経頭蓋あるいは脳頭蓋と呼ばれます。視覚の眼と内耳の聴覚・平衡器官は、ともに脳の突出した器官であり、脳の一部を形成しているのです。

このほかにも、顔面の皮膚には触覚器官があり、歯もまた重要な感覚器官です。視覚も聴覚も嗅覚も触覚も、すべて鰓腸由来の顎口腔という内臓器官に隷属する感覚器官であって、脳の端末の出先器官なのです。

もともと脳は筋肉のためのシステムであり、筋肉のない生物には神経がありません。脳脊髄神経と感覚器官と内臓平滑筋と横紋筋は互いに切っても切れない関係にあります。脳は、大脳辺縁系（内臓脳といわれます）と、大脳新皮質と小脳（内臓脳に対して体壁脳といわれます）とに分けられます。

第5章
ミトコンドリアを活性化させる免疫治療法

はじめに

第1章で述べたように、免疫力とはヒトの成体の六〇兆の細胞がもつ老化を克服するリモデリングの力、つまり細胞の生命力のことです。そしてこれは、成熟した赤血球以外の個々の細胞内に数千個も存在するミトコンドリアの活力に一〇〇%依存しています。体の全細胞内の活力を直接コントロールするのが、内臓脳の脳下垂体と副腎系のホルモンです。つまり、内臓脳（大脳辺縁系）が内臓（腸）と体壁系（眼や耳）のすべての情報を統合して方針を決め、脳下垂体に六〇兆の細胞自体の代謝を直接コントロールするアドレノコルチコトロピックホルモン（副腎皮質分泌促進ホルモン）をはじめとする体中のすべてのホルモンを状況に応じて分泌するためのさまざまなホルモンを出すように指令を発します。

それらの指令は、六〇兆の細胞の呼吸つまりエネルギー代謝の活性を直接コントロールする副腎髄質のアドレナリン、副腎皮質のミトコンドリア代謝調節ホルモンであるミネラルコルチコステロイドホルモン、糖質コルチコステロイドホルモンの分泌を促すアドレノコルチコトロピックホルモンなどのさまざまなホルモンを血中に流せ、というものです。これと同時に、交感神経の節前線維（延髄や脊髄から神経節までの神経）の端末から神経伝達物質のアセチルコリンが分泌されます。

これらのホルモンや神経伝達物質を受け取ると、副腎髄質の細胞内のミトコンドリアはアドレナリンを合成して分泌し、副腎皮質ホルモンの細胞内のミトコンドリアはコルチコステロイドホルモンを合成し、できたホルモンの分泌を促します。こうして哺乳動物のヒトは、生きるに際して、食物と生殖と休養の場を求めたり、危険な状態から脱したりするために活動するのです。

この章では、生命力の鍵をにぎるミトコンドリアの働きを活性化させる生活習慣を身につけるための具体的な方法について紹介します。長いあいだ続けてきた習癖を矯正するには、それなりの時間が必要です。わけのわからない免疫病を改善するには、少なくとも三週間〜一カ月は続けないと効果が現われないので、根気よく続けてください。

1　鼻呼吸と横隔膜呼吸の習得

目薬で鼻を洗浄する

まず、免疫力低下の元凶である口呼吸を鼻呼吸に改めなければなりません。副鼻腔炎（蓄膿症）や鼻炎がある場合には、鼻呼吸に取り組む前に耳鼻科で治療を受けてください。このような病気がない場合でも、長いあいだ鼻を使っていなかったために鼻の通りが悪くなっているので、これを改善する必要があります。また、手足や首が冷えると鼻閉が起きるので、これらの部位を温め、温かくした目薬で鼻の洗浄をします。

使う目薬は、保存薬の入っていない市販のコンタクト用目薬です。これを二倍のお湯で薄めて両方の鼻の穴に七～八滴たらします。そのあと、目薬が嗅覚部に流れ込まないように、片方ずつ洟《はな》をかみます。この目薬による鼻洗浄を一日に三～四回すると、鼻腔の通りをよい状態に保つことができます。なお、温かい食塩水で鼻を洗浄するのも効果があります。

口呼吸を鼻呼吸に改めることは、簡単なようで意外に難しいことです。呼吸のことを意識している間は鼻呼吸を励行できますが、仕事に熱中しているときや、リラックスしてテレビに見入っているときなどは、無意識のうちに口が開いて口呼吸になってしまうものです。

そこで、意識的に首筋・背筋を伸ばし、顎を引いて胸を張り、口と肛門を閉じ、鼻からゆっくり息を吸い込み、しばらく息を止めてからゆっくりと吐き出します。このとき、上下の歯は一～二㎜ほど開けておきます。この鼻呼吸を四六時中続けることは難しいでしょうが、呼吸に意識が向いたときには、これを励行しましょう。

しかし睡眠中は意識できないので、睡眠中の口呼吸を改めるのは至難の業です。横向き寝

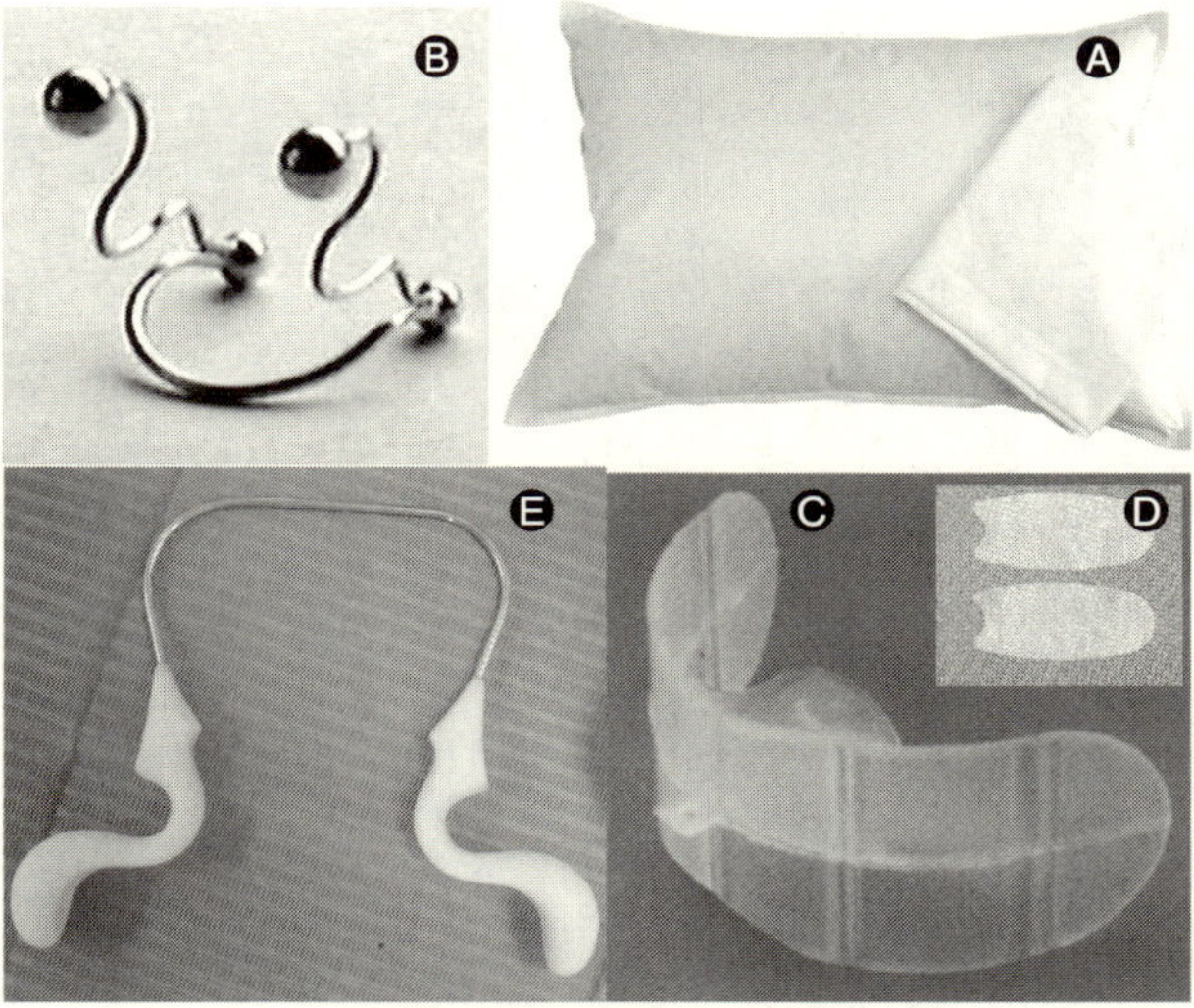

図５・１　鼻呼吸を習得するための５点セット

では下側の鼻腔内がうっ血して必ず鼻閉になり、口呼吸になってしまいます。また、枕が高いとやはり口呼吸になり、舌根が気道をふさいで無呼吸症になります。

睡眠中も完璧な鼻呼吸をするには、まず寝相を正し、ダウン製のふわふわ枕（図５・１のA）を使い、鼻を高くして鼻孔を拡大するノーズリフト（同図B）を装着すると、空気の流量は二倍に増えます。また、口呼吸を防止するための「ブレストレーナー」（同図C）を使い、唇を口唇テープ（同図D）で閉鎖して寝るとぐっすり眠れます。顔にある咀嚼筋と表情筋はすべて呼吸内臓筋に由来するので、口の中からこれらの筋肉を鍛《きた》える「スリムホホ」（同図E）を使うのもよいでしょう。日中もこれらを使用することによって、強制的に鼻呼吸を習得できるでしょう。

横隔膜呼吸には多くのメリットがある

一般に口呼吸の人は、顎を少し前に突き出してネコ背のような姿勢をとるので、胸式呼吸になります。胸式呼吸は主に胸筋や肋間筋《ろっかんきん》を使って肺を膨らまします。しかし、これでは肺が大きく膨らまないので酸素を充分に取り込むことはできません。口呼吸の人は胸式呼吸による酸素不足を補うために、無意識のうちにせかせかした浅い呼吸になりがちです。

肺を大きく膨らませて空気を充分に取り入れるために、横隔膜呼吸をマスターしましょう。横隔膜は胸部と腹部を隔てるドーム型の筋肉の膜です。息を吸うときには横隔膜を吊り上げるようにし、吐くときには横隔膜を緩めます。横隔膜呼吸は肺を充分に膨らますことができるので、空気の摂取量は胸式呼吸の三〜五倍に増えます。これによって肺胞が大きく広がるので、酸素と老廃物である炭酸ガスの交換効率も大幅に上昇します。

こうして取り込まれた酸素が全身に行きわたるので、細胞の新陳代謝が活発になり、手足が温かくなります。エラの呼吸筋に由来する顔の筋肉は、充分な酸素を供給されて活性化されると顔色がよくなり、表情も活き活きしてきます。

横隔膜呼吸によって生じる腹圧は、腹腔内の静脈や内臓内の血管を適度に刺激して心臓への血液還流を促すとともに、腸管内臓系の働きを活性化します。

また、横隔膜呼吸では横隔膜だけでなく、腹直筋（腹筋の中央部を縦に貫く二本の筋肉）や肛門挙筋《きょきん》（肛門周囲の筋肉）も使うので、全身の骨格が矯正されて姿勢がよくなったり、腹部のたるみがなくなったり、痔が改善されたりする効果もあります。さらには副交感神経を刺激して、ホルモンの分泌や白血球の消化力が高まり、免疫力の向上にもつながります。

なお、横隔膜呼吸は腹式呼吸とは異なります。腹式呼吸では息を吸うときにお腹を膨らませ、吐くときにへこませますが、横隔膜呼吸では逆になります。

横隔膜呼吸の習得法と鼻呼吸体操

横隔膜呼吸を習得するのは難しいことですが、強制的に横隔膜呼吸を実行する簡単な方法があります。口と肛門を閉じ、顎を引き、首筋・背筋を伸ばし、両足を肩幅に開いて立ち、両腕を頭の上に挙げて（万歳の姿勢）、鼻からゆっくり息を吸い込みます（図5・2）。この

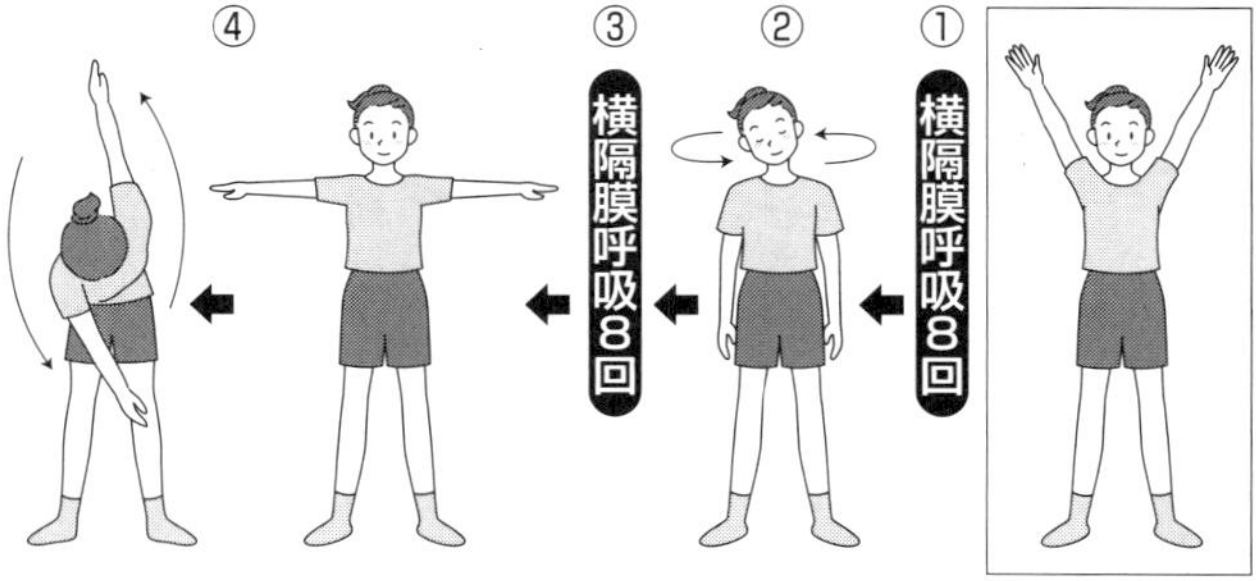

図5・2　横隔膜呼吸

図5・3　鼻呼吸体操

とき、上下の歯は一～二㎜ほど開けておきます。

両腕を挙げた姿勢では、胸が固定されて横に開かないために胸式呼吸はできなくなり、自然に横隔膜呼吸になります。息を吸うときには横隔膜を吊り上げるように意識します。吐くときには腕を下げながら横隔膜を下げるように意識します。

横隔膜呼吸は、次に紹介する鼻呼吸体操での基本ですが、イライラしたときの気分転換にも最適です。

【鼻呼吸体操】

①横隔膜呼吸を八回

②両足を肩幅に開いて立ち、首を左回りで八回、その後右回りで八回ずつ回す

③横隔膜呼吸を八回

④両足を肩幅より少し広く開いて立ち、両腕を横に水平

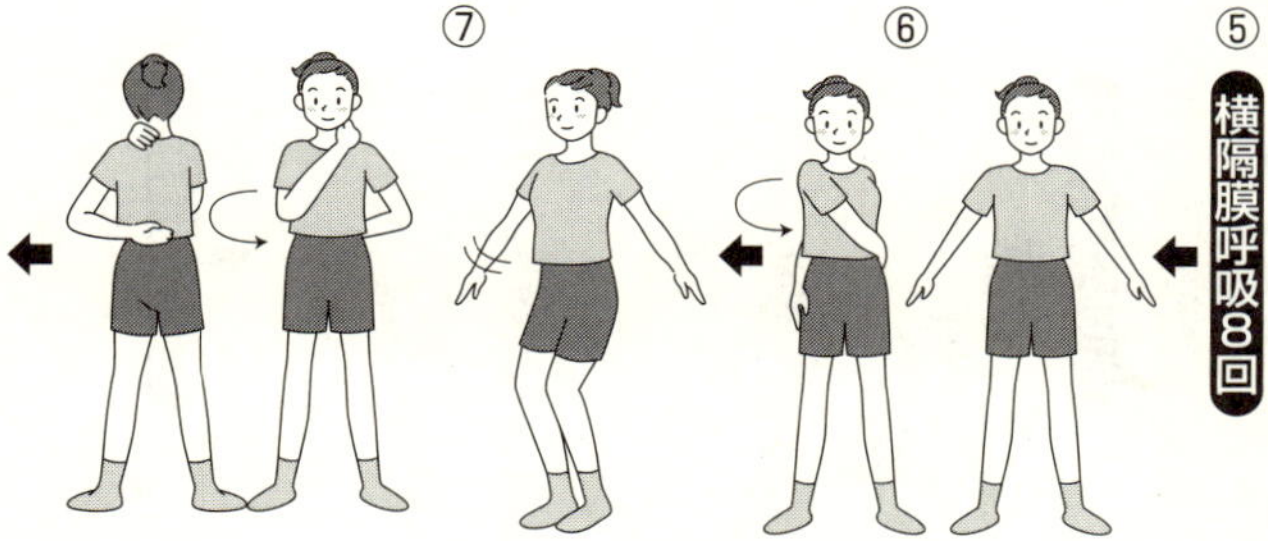

（図5・3　続き）

に挙げた姿勢から、息を吐きながら右手で左足のつま先に触るように上半身を倒し（このとき膝を曲げないこと）、息を吸いながら元の状態に戻す。これを左右交互に四回ずつ行なう

⑤横隔膜呼吸を八回

⑥両足を肩幅に開いて立ち、腰を左右にゆっくり回し、その勢いで腕が体に巻きつくようにする。これを左右交互に四回ずつ行なう

⑦両足を肩幅に開いて、膝をやや曲げて立ち、膝をクッションにしてウエストねじりの要領で上半身をひねり、右手の甲で首の斜め後ろ（延髄）を軽く叩き、左手の甲で背中の横隔膜の下あたり（副腎）を軽く叩く。これを左右交互に四回ずつ行なう

⑧横隔膜呼吸を八回

⑨両足を肩幅に広げて立ち、右拳で胸の中央やや上の胸

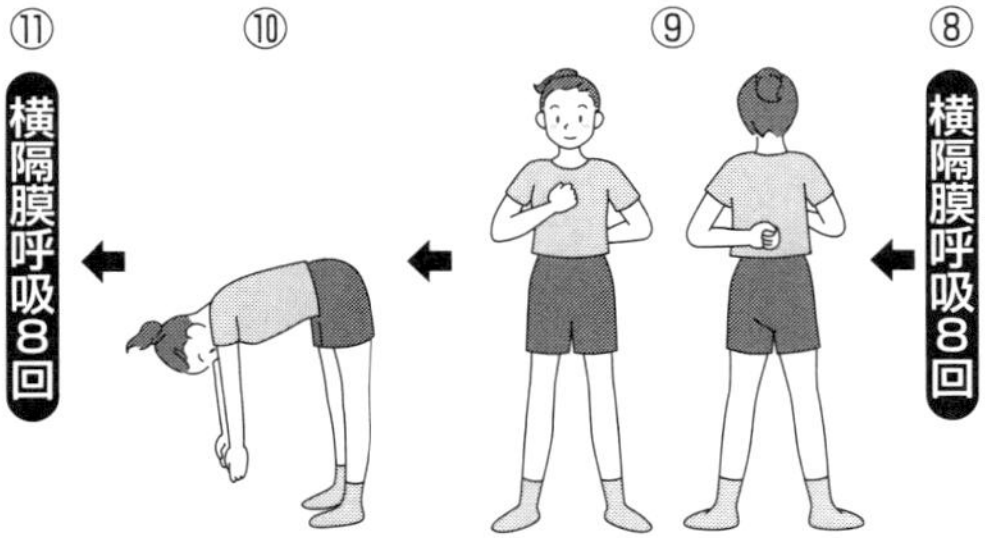

（図５・３　続き）

腺を軽く叩き、左拳で背中の横隔膜の下あたり（副腎）を軽く叩く。これを左右交互に八回ずつ行なう

⑩両足を肩幅よりも少し広く開き、上半身を前屈して両腕をだらりとたらし、腰を支点に上半身を左右交互に八回ずつ回す

⑪横隔膜呼吸を八回

体操をしている間も意識して常に口を閉じ、鼻呼吸を励行します。

横隔膜呼吸によって充分な酸素を全身の細胞に行きわたらせ、ねじり運動を中心とした体操で体の歪みが取り除かれ、血行がよくなります。

毎日、朝食前と就寝前に行なってください。

2　片側噛みを矯正して充分に咀嚼する

ガム療法で片側噛みを矯正

片側噛みの癖は、癖のある側とは反対側の歯で、市販のキシリトールガムを噛むことで矯正します。一回に二粒くらいを四〇～五〇分間、一日に三回噛む訓練を続けると、口元が締まってきて片側噛みが矯正されます。クチャクチャと音が出ないように、口唇を閉じてゆっくりリズミカルに噛みます。これによって表情筋が鍛えられて口を閉じていられるようになり、口呼吸を矯正することにもつながります。

しかし、ガム療法を始める前に、自分の利き顎（ふだん噛んでいる側）がどちらなのかを自覚することが不可欠です。自分がふだん左右どちらで噛んでいるのかを冷静に観察してください。

一般的には利き腕と同じ側が利き顎ですが、体の使い方の癖で逆になっていることがあります。首を傾けて話をしたりテレビを見たりする癖のある人は、傾けた側が利き顎です。唇が水平でなく左右どちらかが上がっている人は、上がっている側が利き顎です。利き顎を確認せずに利き顎でガム療法を行なってしまうと逆効果で、片側噛みの弊害が増大してしまいます。

また、虫歯や歯周病などの痛みを避けるために片側噛みをしているうちに、それが癖になってしまうケースが多いものです。それらをきちんと治療することが前提であることはいうまでもありません。

一口の量を減らして左右均等に三〇回以上噛む

すでに述べたように、哺乳動物のヒトは「咀嚼する動物」です。第4章で述べた、咀嚼することの意義と、咀嚼不足の弊害を思い出してください。現代人、特に若者と子どもは、離乳食の開始が早すぎるために咀嚼することができず、丸呑みすることを習得してしまいます。また、横向き寝やうつ伏せ寝のために顎がつぶれて細くなり、歯型もゴチャゴチャになっています。咀嚼練習は至難の業ですが、とにかくよく噛むようにしましょう。

なお、咀嚼訓練のために玄米を食べる場合には注意が必要です。玄米にはアブシジン酸およびフィンチ酸という毒性のある発芽抑制タンパク質が入っているからです。焙煎《ばいせん》したものや発芽したもの以外の玄米を食べてはならないのです。

日常生活の癖を矯正するには、自分の動作を客観的に観察し、自分がどんな癖をもっているかを認識することがスタートとなります。

まず、自分が一口で何回咀嚼しているか数えてみてください。自分がいかに噛んでいないかに愕然とする人が多いのではないでしょうか。咀嚼回数の少ない人は、口呼吸の癖もあわせもっています。こういう人は一度に多くの食べ物を口に入れすぎる傾向があります。口いっぱいに頬張っては咀嚼できません。それで、口を開けてクチャクチャ音を立てながら数回噛んで味噌汁などで流し込んでしまいます。

また、口を閉じて噛んでいるつもりでも、嚥下の瞬間に口を小さく開けていることもあります。

咀嚼回数を増やすには、一口の量を減らす必要があります。この一口を嚥下するまでは次の食べ物を口に入れないようにします。そうするためには、一口ごとに箸を置くのもいいでしょう。

「一口の量を減らし、口をしっかり閉じて左右均等に三〇回以上、数をかぞえながら音を立てずにゆっくり噛む」ことを常に意識して、新しい習慣を身につけましょう。

3 寝相を正して充分に骨休めをする

低くて軟らかい枕で上向きで寝る

長いあいだ横向き寝やうつ伏せ寝を続けていると、顎を歪めて顎関節症を引き起こし、歯列を歪め、鼻筋や顔の輪郭を歪め、首や脊椎から腰や下半身まで歪めることになります。また、横向き寝では下側になる鼻が充血して詰まりやすくなり、口呼吸になりがちです。

上向きで寝て、両足を一五cmほど開き、両手も体側から一五cmほど離した「小」の字の形が理想的な睡眠姿勢です。もちろん口は閉じ、上下の歯は噛みしめずに一〜二mm開けておきます。

しかし、背骨に歪みがあると、上向きの状態を長時間続けることができません。そこで、骨の歪みをとるために、まず寝る前に鼻呼吸体操を行ないます。そのあとさらに、床または硬めの布団の上に横になって体をまっすぐ伸ばし、左右に三〇回ほどゴロンゴロンと寝返りを打ち、仕上げに上向きで寝た状態で横隔膜呼吸を行ないます。

枕を使わないと奥歯（臼歯）が移動しますから、頭頂部での厚さが二cm以下の軟らかいふわふわ枕を使用してください。高い枕を使用すると図5・4の上図のように鼻腔と気道の間がふさがれて口呼吸になります。口呼吸では舌が咽腔部に落ち込んで舌根《ぜっこん》と口蓋垂《こうがいすい》の間がふさがってしまいます。これが無呼吸症候群で、息が止まって苦しくなると眼を覚まして息をつぎます。また、ここがふさがってしまうと気道が狭まって息をするたびに口蓋垂が振動します。これが「いびき」です。

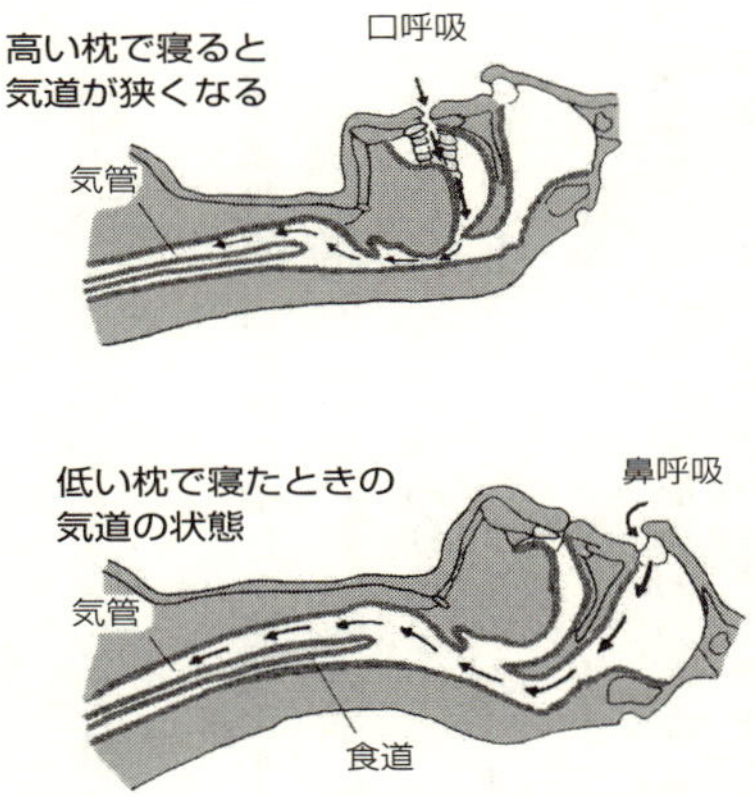

図5・4　高い枕は気道をふさぐ

高い枕では頸動脈が圧迫されるので、寝ても血圧が下がらず、安眠できません。これに対して羽毛のふわふわ枕で寝る場合には、図5・4の下図のように鼻腔から気道への通路が確保されるので、鼻呼吸を続けることができるのです。

免疫力を支えている骨髄での造血を活性化させるには、横になって骨を重力から解放してやること、つまり「骨休め」が必要です。そのためには、大人で一日八～九時間、子どもで九～一二時間の睡眠時間をとるのが理想です。

4　冷たいもの中毒を脱して低体温を解消する

体を温めると白血球の働きが活性化される

ウイルス感染や細菌の細胞内感染によって細胞膜に異常を起こした器官の細胞を見分けるのはＭＨＣ（主要組織適合抗原）の仕事ですが、それらの細胞を消化することで排除するのは白血球の仕事です。その白血球が細菌やウイルスを貪食する力と、細胞をリモデリングする力は、体温を一〜二度高くすることで高まります。癌細胞などの異常細胞を破壊して新しい細胞をつくりだす白血球の力を促すのが、三七〜三八度の体温です。風邪をひいたときに熱が出るのは、白血球が活発に働けるようにするための一種の生体防衛反応です。したがって、解熱剤でやみくもに熱を下げることは白血球の活動を低下させることになります。熱によって脳や心臓への負担が過大にならない限り、温かくして寝ているのが一番です。

内臓の働きを司る大脳辺縁系（いわゆる内臓脳）には体温中枢と睡眠中枢があります。ちょうど視床下部のあたりです。体温中枢とは、体温をコントロールしているところで、温度が高すぎると「汗を出せ」という指令を出して体温を下げます。ところが、体温が低い場合には、全身の細胞のミトコンドリアに対し、「エネルギー物質であるアデノシン三リン酸（ＡＴＰ）の産生を中止して発熱だけに専念せよ」とホルモンを介して指令します。

体中のエネルギーが発熱に使われてしまう結果、脳・神経の働きは低下してしまいます。また、体温中枢と睡眠中枢は同じ場所にあるので、体温中枢の異常が睡眠中枢に影響し、よく眠れなくなります。だから冷え性の人はよく眠れないのです。

太陽光の恩恵

低体温で体調の悪い人や慢性の病気が治らない人は、たいていミトコンドリアが疲れ果てています。このように疲れ果てたミトコンドリアを活性化させるには太陽光が有効です。それで筆者は、このような患者さんの治療に人工太陽光線（光健燈やユーライト）を取り入れています。もちろん、本当の太陽も有効です。この場合には、ガラス越しに当たると紫外線の害が除かれます。

太陽光は、ミトコンドリアの呼吸のヘムタンパク質の一種であるチトクロムとヘモグロビン、ミオグロビンを活性化させて、細胞呼吸を活性化させます。光を浴び、体温を上げれば、徐々にではありますが全身のミトコンドリアのエネルギー代謝がよみがえるのです。

もちろん、人工太陽光線を当てるだけで治るわけではありません。同時に冷たいもの中毒を脱して体温を上げるとともに、この章で紹介してきた免疫力を上げる方法の励行が必要なことはいうまでもありません。

5 ミトコンドリアを活性化させる免疫治療法のまとめ

最後に、ミトコンドリアを活性化させる免疫治療法のエッセンスをまとめておきます。

- 本章で示した鼻呼吸、横隔膜呼吸を習得し、ガム療法と充分な咀嚼運動、正しい寝相、充分な骨休め、腸の保温と低体温からの脱却（三七度の体温維持）、太陽光療法を総合的に実践する
- ミトコンドリアの活動に必須の良質な糖類、必須アミノ酸、必須脂肪酸、すべてのビタミン、補酵素、ミネラルを摂取する
- 延髄、副腎、お腹、骨盤、四肢を常に温める

こうすることで、喉や腸内細菌による脳下垂体や副腎の細胞内感染が防止されるとともに、体が受けるすべての刺激（寒冷、温熱、ストレスから細菌感染、毒物などを含む）を内臓脳

の視床で統合し、これを体液性のホルモンによるコントロールに変換する脳下垂体・副腎系ホルモンシステムによって、主に副腎のステロイドホルモン（ミネラルコルチロイドと糖質コルチロイド）を介して六〇兆の細胞内のミトコンドリアを絶えず正常な状態に保つようにします。これによってミトコンドリアのレベルから全身の細胞のリモデリングする力を活性化します。

これがミトコンドリア免疫治療法のエッセンスです。質量のないエネルギーに目覚め、細胞呼吸、つまりミトコンドリアのエネルギー代謝に目覚めれば、今日の豊かな日本においては、明日の健康が約束されるのです。

スの生物学者ラマルク（1744～1829年）の「用不用の法則」（142頁のコラム参照）にしたがっていることになります。

なお、進化と重力の関係についての詳細は、拙著『生物は重力が進化させた』（講談社ブルーバックス）を参照してください。

免疫の仕組みの中心は、血液細胞（赤血球、白血球、血小板、組織球）と血漿《けっしょう》にあり、これらを創り出すのが骨髄造血器官です。したがって高等動物の免疫系の本体は、腸管・リンパ組織（GALT、腸管関連リンパ組織）・骨髄造血システムを合わせた器官が担当しているのです。免疫力とは血液の細胞レベルの消化力のことであり、各器官をつくる細胞や組織をリモデリングする新陳代謝の力であることが明らかになりました。重力作用に対応して生きていくと、細胞消化のシステムとしての高度な免疫系が誘導されるのです。

◇脊椎動物の三つの謎とその究明◇

① 進化はなぜ起こるのか？
② 免疫システムはどのようなメカニズムなのか？
③ 消化管である腸が担当する造血機能が、なぜ高等動物だけは骨髄に移動したのか？

筆者は人工歯根の開発に続き、人工的に合成した骨を用いて骨髄造血装置を開発し、これを哺乳動物に移植して筋肉組織から骨髄造血巣を誘導することに成功しました。さらに、人工骨を用いずに、チタン電極でも骨髄造血巣を誘導することができました。これによって骨髄造血巣誘導のメカニズムが重力作用で生じる流動電位によって引き起こされる筋肉の間葉細胞組織（中胚葉から派生する組織。間葉細胞は諸器官の間の間隙を満たす細胞であり、骨や筋肉、脈管などの形成に関与している）の遺伝子発現によることが明らかになりました。

その後、サメや無顎類のヌタウナギの筋肉内に人工骨髄を移植して、本来は脾臓《ひぞう》や肝臓だけで造血を行なっていた動物の筋肉内や背骨の軟骨部に造血巣を誘導することにも成功しました。これらの実験によって、進化の過程で、原始脊椎動物である軟骨魚類のサメが上陸によって苦しみのあまりのたうち回ることで血圧が上昇し、自動的に造血が脾臓から骨髄腔に移動することが明らかになったのです。つまり脊椎動物の進化は、重力に対応することで、同じ遺伝形質のまま自動的に起こるということです。

これは、重力対応という行動様式の変化なので、フラン

あとがき

顔はヒトの生命を代表する複合器官です。顔色は内蔵腸管系の全細胞内のミトコンドリアの細胞呼吸の状態を示し、容姿容貌はその人の身体の健康状態と心と精神を表わします。心の源は心臓や肺で代表される内臓腸管筋肉系の働きにあり、精神の源は骨格筋肉系の体壁筋の働きにあります。外界の状況を心の源となる内臓に伝え、内臓のありようを体の外に表明する窓口となるのが、それぞれ体壁脳（大脳新皮質）と内臓脳（大脳辺縁系）です。

顔は、腸の入口の顎骨と口の筋肉と、内臓脳・体壁脳のセンサーである眼・鼻・耳および平衡器と、皮膚と、顔面頭部の三分の二を占める脳を収めた頭蓋《とうがい》でできています。つまり顔の大半は内臓でできていて、顔と首の筋肉のほとんどすべては呼吸内臓筋に由来し、この筋肉が横紋筋に変容したものなのです。だから顔は、内臓筋の動きを表わす「こころ」の表明器官なのです。同時に体壁系のセンサーも備え、呼吸筋由来の顔の筋肉も進化の過程で大脳新皮質の支配下に入ったために、精神をも表明して「人格」を示す複合器官となっています。

二十世紀には、学問のすべての領域で細分化と専門化が進みました。医学においても、分子生物学の発展とともに細分化が進んで臓器別医学が一般的となり、病人を一人の医者が治療する手立てを失ってしまいました。

生命体とは、エネルギーの渦をめぐらせつつ新陳代謝（リモデリング）して老化を克服するシステムです。動物は動くことを特徴としており、動くにはエネルギー代謝の根源である細胞内小器官のミトコンドリアの働きを必要とします。筆者は四〇年前の大学院時代に、エネルギー物質を発生する細胞呼吸小器官であるミトコンドリアの器官形成と変異発生に関する分子生物学的研究を行ない、細胞質の核のタンパク質合成が阻害されるとミトコンドリアの変異が発生することを明らかにし、これによって学位（東京大学医学博士）を得ました。この動物の動きの源となる生体力学エネルギーに着目して、セラミクスの人工歯根と人工骨髄チャンバーを動物に移植し、振動や反復性の筋肉運動を加えることによってセメント芽細胞、線維芽細胞、骨芽細胞、赤芽球細胞、骨髄芽球細胞（白血球）を誘導することに成功しました。これにより、動物の進化発現のメカニズムや免疫系の発生、骨髄造血の発生が、動物の習慣性の動きという生体力学エネルギーにあることを明らかにしました。

人類は、特殊に進化したために、人体のみに発生する構造的な欠陥が多数あるのです。この発生の原因となる習慣性の行動様式を究明したところ、すべての習慣性の生体力学要因

（体の使い方の習慣的な偏り）が顔と口の習癖に集中していることが明らかとなりました。

哺乳動物で人類のみに存在する外呼吸の欠陥が口呼吸です。これに連鎖して片側嚙みの癖が起こり、さらに連鎖して横向き寝となります。すると、口呼吸はますます助長されて悪循環に陥ります。次が嚙まずに丸吞みする癖です。次が腸を冷やすアイスクリームやビール、ジュースなどを常用する冷たいもの中毒であり、これによって腸が障害されます。もう一つは働きすぎによる骨休めの不足です。この五つによって、今日多くの日本人が不健康な生活者に陥っているのです。口呼吸とアイスクリームで小中学生がブドウ膜炎（眼）、小脳炎、脳症、てんかん、腎臓病、再生不良性貧血などになります。筆者は、多くのこういう子どもたちを鼻呼吸と腸の保温によって短期間で完治させてきました。

これまでの話は、六歳以上の学童・青少年・成人・老人の話です。本書では赤ちゃんの免疫病については述べませんでしたが、赤ちゃんには大人よりももっと口と顔の正しい使い方が求められます。赤ちゃんと大人の違いは、唯一、腸の性質にあります。五歳までは、口呼吸や手足が冷たいといったことで赤ちゃんの腸内細菌は容易に腸扁桃から白血球に取り込まれて体中をめぐり、いたるところにアトピー性の炎症を起こします。ＷＨＯ（世界保健機構）が示すように、赤ちゃんは二歳まで母乳（または乳児用ミルク）のみで育てるべきです。

五カ月から離乳食を与えると、一〇分後には腸内細菌が大人型となり、これが腸扁桃から白血球に吸収され、脳に運ばれて脳症を起こし、多動、狂暴、自閉症、てんかん、小脳炎、ミトコンドリア脳筋症、あるいはアトピー性皮膚炎、鼻炎、中耳炎、気管支炎、喘息、肺炎、膀胱炎、心筋症、腸炎（緑便・便秘）などを発症して低体温となり、これが三歳まで続きます。すると赤ちゃんは、腹が苦しいので必ずうつ伏せ寝となります。

つまり大人も赤ちゃんも、体の使い方を誤ると自分の喉や腸に常在している無害な細菌やウイルスが白血球に抱えられ、白血球が運び屋となっていたるところに細菌をばらまくのです。それでいろいろな器官の細胞内感染症を起こし、わけのわからない免疫病を発症してしまうのです。細胞内感染すると、感染した細胞のミトコンドリアが働かなくなって免疫病が発症するのです。網膜の細胞、膵臓の細胞、腎臓の細胞、心臓の筋肉、皮下組織、大腸、大脳皮質、小脳の細胞群がバイ菌で汚染されれば、それぞれ網膜症、膵炎か糖尿病、腎炎かネフローゼ、心筋症、アトピー性皮膚炎、大腸炎、種々の脳症（多動、狂暴、自閉症、てんかん）になります。つまり細胞内にバイ菌が入ると細胞質の核のタンパク質合成が阻害され、その結果細胞内のミトコンドリアが荒廃して免疫病が発症するのです。

この機序がわかってしまえば、喉や腸のバイ菌が血液に入らないようにするだけで免疫病を治すことができます。治し方はすべて同じです。四〇年前に行なったミトコンドリア変異発生の原因究明の研究が、生命科学に質量のないエネルギーと生体力学を導入することで漸くにして実り、わけのわからない免疫病発症の原因を究明することができ、ここに新しい免疫病の治療法が完成しました。これが「ミトコンドリアを活性化させる免疫治療法」です。

これまでの医学や生命科学では、質量のある物質だけに心を奪われ、エネルギーで病気が生じることを見過ごしてきたのです。質量のないエネルギーと質量のある物質は、究極では等価です。これがエネルギー保存法則で、ドイツの医師ロベルト・マイヤー（一八一四〜七八年）が発見した最も根本的な宇宙の構成則です。大乗仏教でも、おなじみの色即是空（色は質量のある物質や肉体、空はエネルギーのことで心や体温や精神）、空即是色としてエネルギー保存則のことを説いています。

心や精神も光や音や体温や地球の引力（重力）と同様に、エネルギーとして実体があるのです。質量のないエネルギーを認識し、エネルギー保存則に則った「顔と口の医学」の重要性に目覚めましょう。そうしてミトコンドリアを活性化させる免疫治療法を体得すれば、豊かな今日の日本においては、赤ちゃんから子ども、成人までが健康を回復でき、それを維持・強化できるのです。

用語解説

B細胞　リンパ球の一種で、抗原に対する抗体を産生する細胞。

C反応性タンパク（CRP）　細胞内感染による炎症反応や組織破壊が起きている場合に産生されるタンパク質で、アテローム性動脈硬化（アテロームまたは粥腫《じゅくしゅ》と呼ばれる塊によって生じる動脈硬化）を引き起こす。

GALT（腸管関連リンパ組織）　Gut-Associated Lymphoid Tissue の略で、腸扁桃ともいう。虫垂、M細胞、パイエル板のほか、ワルダイエル扁桃リンパ輪も含まれる。

MHC（主要組織適合抗原）　Major Histocompatibility Antigen Complex の略で、細胞の表面に存在し、自己を異物と区別させる分子。ヒトのMHCのことをHLA（Human Leukocyte Antigen：ヒト白血球抗原）という。

M細胞　小腸の粘膜上皮や扁桃粘膜に存在する嚢《ふくろ》状の細胞で、嚢のなかに未分化間葉細胞を擁し、細菌やウイルスや抗原を取り込むことに特化している細胞。これに取り込まれた細菌などは間葉細胞に貪食《どんしょく》される。この貪食が引き金となって未分化間葉細胞が顆粒《かりゅう》球（白血球の一種）に化生《かせい》変容する。

T細胞　リンパ球の一種で、骨髄で産生され、前駆細胞が胸腺で分化成熟する。抗体の産生などを誘導するヘルパーT細胞、ウイルスに感染した細胞を破壊するキラーT細胞などがある。Tは胸腺の英語 thymus の頭文字。

アデノシン三リン酸（ATP）　動植物の細胞に存在してエネルギー源となる物質。ATPがADP（アデノシン二リン酸）になるときに放出されるエネルギーが運動や合成などに使われる。

囲心腔《いしんくう》　心臓を取り囲む空間。ホヤの時代から存在し、サメを含めてほとんどの脊椎動物（背骨のある動物）にはあるが、哺乳動物にはない。哺乳動物ではこの部分に肺と胸腺と縦隔が納まっている。

ウォルフの法則　ドイツの外科医ユリウス・ウォルフ（一八三六〜一九〇二年）が唱えた法則で、「骨は長期間の反復される機能にしたがって、その機能に最も適合した形態に変化する」というもの。「骨の機能適応形態の法則」ともいう。

化生《かせい》　同じ遺伝形質のままで、刺激に対応して器官の細胞の形が自動的に変化すること。

間葉細胞《かんよう》　主に中胚葉から派生し、諸器官の間の間隙を満たす組織を形成する。骨や筋肉、脈管などの形成にも関与している。

胸腺《きょうせん》　胸骨のうしろ、心臓に付着している扁平葉状の免疫器官。リンパ球を産生・成熟させ、免疫機能をもつ胸腺リンパ球を血液中に送り出す。

抗原《こうげん》　免疫細胞がもつ抗原受容体に結合して免疫反応を起こす物質。

抗体《こうたい》　B細胞によって産生され、特定の抗原を認識して結合し、その抗原を中和あるいは破壊する。

サイトカイン　細胞から分泌されるタンパク質で、特定の細胞に情報を伝達する。免疫や炎症、細胞増殖、分化などに関係するものがある。

鰓弓《さいきゅう》　各エラの裂け目（これを鰓裂《さいれつ》という）の間の部分。第一鰓弓〜第六鰓弓があり、陸棲の脊椎動物では頭頸部の構成要素となっている。

鰓弓筋《さいきゅうきん》　鰓弓内にある呼吸用の筋肉。鰓腸筋《さいちょうきん》ともいう。

鰓腺《さいせん》　原始脊椎動物（サメなど）のエラにある血球発生器。筆者の造語。

鰓腸《さいちょう》　エラ呼吸用の内臓腸器官。

鰓嚢《さいのう》　ホヤでは鰓腸を形成する嚢。原始脊椎動物の鰓裂を形成する。

自己・非自己の免疫論　自分自身と同じ組織（つまり自己）と自分とは異なるもの（つまり非自己）を生体自身の細胞（白血球やリンパ球）が判断するという前提で成立している免疫論。フランスの免疫学者ル・ドワランが、ウズラとニワトリの卵生期の神経堤を交換移植してウズラの翼をもつヒナを孵化《ふか》させたことが、自己・非自己の免疫論の発端になっている。

耳小骨《じしょうこつ》　中耳にあって鎖状につながった「つち骨」「きぬた骨」「あぶみ骨」からなる器官で、鼓膜の振動の大きさを調整して内耳の蝸牛《かぎゅう》（うずまき管）に伝える。「つち骨」は第一鰓弓軟骨が変容したもの。

錐体外路系神経　大脳古皮質・旧皮質や大脳辺縁系といった内臓脳の運動と知覚の神経。左脳が体の左側を、右脳が右側を支配する。

錐体路系神経　大脳新皮質の運動と知覚神経。延髄で錐体状に交差しているので「錐体路系」といわれ、左脳が体の右側を支配し、右脳が左側を支配する。

脊椎動物の三つの謎　脊椎動物について、①進化はなぜ起こるのか、②免疫システムはどのようなメカニズムなのか、③消化管である腸が担当する造血機能がなぜ高等動物だけは骨髄に移動したのか、という三つの謎。

腸扁桃《ちょうへんとう》　腸管関連のリンパ組織。

釘植歯《ていしょくし》　セメント質があり、歯根膜（歯周靭帯）を介して歯槽骨（歯槽ソケット）に結合している歯のことで、哺乳動物の歯の特徴を示している。

内臓系と体壁系　ヒトを含めた動物の体は二重の筒になっている。内側の筒は腸に代表される内臓系であり、外側の筒は骨格と筋肉に代表される体壁系である。

内臓脳《ないぞうのう》　大脳古皮質・旧皮質や大脳辺縁系などの脳の古い部位で、腸管内臓に由来する。

脳神経　延髄を経由して脳と直接つながっている点で、脊髄から出ている脊髄神経とは異なる。主に口と顔、内臓、知覚と運動を支配しており、一二対ある。

パイエル板　小腸の粘膜下にある免疫器官で、哺乳動物に固有のもの。

胚葉《はいよう》　多細胞動物の発生初期の胚を構成する細胞層。外胚葉、中胚葉、内胚葉に分けられる。外胚葉から表皮と神経が形成され、内胚葉から消化管の上皮が形成され、中胚葉から筋肉や骨格、両者の間隙を埋める組織などが形成される。

白血球　血液のうち、赤血球と血小板を除いたものの総称。顆粒球、リンパ球、単球などに分けられ、免疫システムに関わっている。

皮歯《ひし》　原始脊椎動物の皮膚全面に生えている小歯で、進化して鱗《うろこ》や毛になる。

腹腸《ふくちょう》　消化・吸収をする腸。筆者の造語。

扁桃《へんとう》　咽頭や腸に存在する免疫器官でリンパ組織が集結したもの。形がアーモンドに似ているのでその和名である「扁桃」と名づけられた。

扁桃リンパ輪　咽頭を輪のように囲んでいる五種類の扁桃で、咽頭扁桃（アデノイド）、耳管扁桃、口蓋扁桃、舌扁桃、小扁桃からなる。ドイツの医学者ワルダイエルが発見したので、ワルダイエル扁桃リンパ輪ともいう。

マイコプラズマ　他の原核生物とは異なり細胞壁をもたない真正細菌。動物に寄生し、関節症や肺炎の原因になる。

ミトコンドリア　約一八億年前に動植物の細胞質内に寄生した一種の細菌。今日では細胞小器官の一つとして独自の遺伝子核酸（DNA・RNA）をもち、細胞呼吸に関与する酵素や生物のエネルギー源となるATP（アデノシン三リン酸）を産生しながら細胞内に共生している（図1・1参照）。

ラマルクの法則　フランスの生物学者ラマルク（一七四四〜一八二九年）が、その著『動物哲学』において述べた生物学の法則。第一法則は「用不用の法則」で、動物のある特定の器官は、持続的に使用すると強化・発達し、まったく使わないと機能が弱まり、やがて消滅するというもの。第二法則は「獲得形質遺伝の法則」で、用不用の法則によって獲得された（消失した）形質は、次の世代に遺伝するというもの。

リンパ濾胞《ろほう》　リンパ節においてT細胞やB細胞がそれぞれ集合して形成している細胞集団。

参考文献

三木茂夫『生命形態の自然誌』うぶすな書院、１９８９年
三木茂夫『生命形態学序説』うぶすな書院、１９９２年
西原克成『赤ちゃんの生命のきまり』言叢社、２００５年
西原克成『顎・口腔の疾患とバイオメカニクス』医歯薬出版、２０００年
西原克成『究極の免疫力』講談社インターナショナル、２００４年
西原克成『健康は「呼吸」で決まる』実業之日本社、１９９８年
西原克成『呼吸健康術』法研、１９９６年
西原克成『重力対応進化学』南山堂、１９９９年
西原克成『生物は重力が進化させた』講談社ブルーバックス、１９９７年
西原克成『内臓が生みだす心』ＮＨＫブックス、２００２年
西原克成『歯はヒトの魂である』青灯社、２００５年
西原克成『免疫力を高める生活』サンマーク出版、２００６年

★読者のみなさまにお願い

この本をお読みになって、どんな感想をお持ちでしょうか。次ページの「100字書評」(原稿用紙)にご記入のうえ、ページを切りとり、左記編集部までお送りいただけたらありがたく存じます。今後の企画の参考にさせていただきます。また、電子メールでも結構です。

お寄せいただいた「100字書評」は、ご了解のうえ新聞・雑誌などを通じて紹介させていただくこともあります。採用の場合は、特製図書カードを差しあげます。

なお、ご記入のお名前、ご住所、ご連絡先等は、書評紹介の事前了解、謝礼のお届け以外の目的で利用することはありません。また、それらの情報を六カ月を超えて保管することもありません。

〒一〇一―八七〇一　東京都千代田区神田神保町三―六―五　九段尚学ビル
祥伝社　書籍出版部　祥伝社新書編集部
電話〇三(三二六五)二三一〇　E-Mail : shinsho@shodensha.co.jp

キリトリ線

★本書の購入動機(新聞名か雑誌名、あるいは○をつけてください)

＿＿＿新聞の広告を見て	＿＿＿誌の広告を見て	＿＿＿新聞の書評を見て	＿＿＿誌の書評を見て	書店で見かけて	知人のすすめで

★100字書評……これだけで病気にならない——「顔と口の医学」

名前
住所
年齢
職業

西原克成　にしはら・かつなり

1940年、神奈川県生まれ。医学博士。65年、東京医科歯科大学卒業。71年、東京大学大学院医学部博士課程修了。東京大学医学部口腔外科教室講師を経て、現在、西原研究所所長、日本免疫治療研究会会長。人工歯根、人工骨髄の開発における第一人者で、第32回日本人工臓器学会オリジナル賞第1位受賞。『内臓が生みだす心』、『免疫力を高める生活』など著書多数。

これだけで病気《びょうき》にならない
――「顔と口の医学」

西原克成《にしはらかつなり》

2007年5月5日　初版第1刷

発行者……………深澤健一
発行所……………祥伝社《しょうでんしゃ》
〒101-8701　東京都千代田区神田神保町3-6-5
電話　03(3265)2081(販売部)
電話　03(3265)2310(編集部)
電話　03(3265)3622(業務部)
ホームページ　http://www.shodensha.co.jp/

装丁者……………盛川和洋　イラスト……………武田史子
印刷所……………萩原印刷
製本所……………ナショナル製本

造本には十分注意しておりますが、万一、落丁、乱丁などの不良品がありましたら、
「業務部」あてにお送りください。送料小社負担にてお取り替えいたします。

Printed in Japan　ISBN978-4-396-11067-3　C0247

〈祥伝社新書〉好評既刊